ASCHOFF / DIEPGEN / GOERKE

# KURZE ÜBERSICHTSTABELLE ZUR GESCHICHTE DER MEDIZIN

SIEBENTE NEUBEARBEITETE AUFLAGE

VON

PAUL DIEPGEN und HEINZ GOERKE

MAINZ                    BERLIN

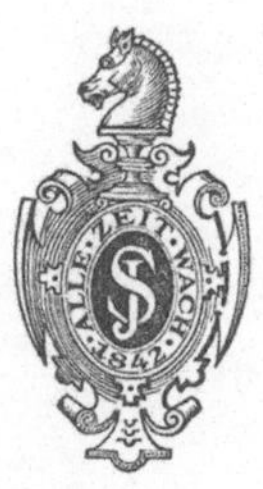

SPRINGER-VERLAG

BERLIN · GÖTTINGEN · HEIDELBERG

1960

Alle Rechte, insbesondere das der Übersetzung in fremde Sprachen, vorbehalten
Ohne ausdrückliche Genehmigung des Verlages ist es auch nicht gestattet, dieses
Buch oder Teile daraus auf photomechanischem Wege (Photokopie, Mikrokopie)
zu vervielfältigen
Copyright 1936 and 1940 by J. F. Bergmann, München
© by Springer-Verlag OHG / Berlin · Göttingen · Heidelberg 1960
Softcover reprint of the hardcover 7th edition 1960

ISBN 978-3-642-87253-2     ISBN 978-3-642-87252-5 (eBook)
DOI 10.1007/ 978-3-642-87252-5

Die Wiedergabe von Gebrauchsnamen, Handelsnamen, Warenbezeichnungen usw. in
diesem Werk berechtigt auch ohne besondere Kennzeichnung nicht zu der Annahme,
daß solche Namen im Sinne der Warenzeichen- und Markenschutz-Gesetzgebung
als frei zu betrachten wären und daher von jedermann benutzt werden dürften

# Vorwort zur siebenten Auflage

Die schwierigen Verhältnisse der Zeit nach dem unseligen zweiten Weltkrieg haben das Erscheinen der neuen Auflage dieser kurzen Übersichtstabelle zur Geschichte der Medizin unliebsam verzögert. Sie war schon lange beabsichtigt und notwendig. Einige Daten wurden korrigiert, die biographischen Notizen durch Zusatz der Geburts- und Sterbejahre, soweit es möglich war, erweitert und zahlreiche Zusätze zu dem bisher verarbeiteten Material gebracht. Vor allem wurde der Umfang durch eine völlig neue Bearbeitung der Entwicklung der Medizin in der ersten Hälfte des 20. Jahrhunderts erweitert. Die Kenntnis der wichtigsten Tatsachen gerade dieser Entwicklung dürfte für den Arzt der Gegenwart von besonderem Interesse sein. Das Leitmotiv der Tabelle bleibt das Bestreben, eine Übersicht über den Wandel der *Grundlagen des ärztlichen Denkens* zu geben und an den *wichtigsten Tatsachen* der Geschichte zu illustrieren. Über die Auswahl dieser Tatsachen wird man immer zweierlei Meinung sein können. Wir haben sie vor allem nach dem Gesichtspunkt des Praktikers getroffen, der die Geschichte der Medizin zu dem, was er jetzt handelnd erlebt, und zu seinem Alltag in Beziehung setzen und gelegentlich das eine oder andere Datum nachschlagen will. Von den Sonderfächern wurde nur das gebracht, was uns für die Gesamtentwicklung der Medizin besonders wichtig oder charakteristisch zu sein schien. Daran, daß der Studierende sich die Menge der Zahlen gedächtnismäßig einprägen soll, denken wir natürlich nicht.

Wenn auch versucht wurde, die größten Leistungen und die hervorragendsten Männer besonders herauszustellen, so bedeutet es durchaus nicht einen Mangel an Anerkennung, wenn ein Name fehlt, oder immer eine überragende Leistung, wenn er genannt ist. Namentlich im letzten halben Jahrhundert steht die Kleinarbeit so im Vordergrund, daß es oft geradezu unmöglich ist, den Fortschritt mit einem einzelnen bestimmten Namen zu verknüpfen. Dafür ist die Tatsache bezeichnend, daß man in verschiedenen Ländern eine Errungenschaft bald mit diesem bald mit jenem Namen verbindet. Differenzen in der Datierung ergeben sich gelegentlich daraus, daß der eine den Zeitpunkt der ersten Konzeption einer neuen Idee oder der ersten Arbeit eines Forschers, einer kurzen Mitteilung oder eines Vortrages über eine neue Entdeckung, der andere erst die ausführliche Veröffentlichung darüber für maßgebend hält. Uns war es oft mehr um das Datum einer zusammenfassenden Darstellung als Charakteristikum der Zeit zu tun, als um die Datierung der sich oft über Jahre und Jahrzehnte erstreckenden Kleinarbeit, die diese Zusammenfassung nötig machte.

Mainz und Berlin, im Juli 1960

**Die Verfasser**

# Inhaltsverzeichnis


Seite

**A. Primitive Medizin** . . . . . . . . . . . . . . . . . . . . . . . . . 1

**B. Heilkunde der alten Kulturvölker** . . . . . . . . . . . . . . . . . . 1

   1. Sumerer, Babylonier, Assyrer . . . . . . . . . . . . . . . . . . . 1
   2. Ägypten . . . . . . . . . . . . . . . . . . . . . . . . . . . . . 2
   3. Altjüdische Medizin . . . . . . . . . . . . . . . . . . . . . . . 3
   4. Medizin der alten Perser . . . . . . . . . . . . . . . . . . . . 3
   5. Altindien . . . . . . . . . . . . . . . . . . . . . . . . . . . . 3
   6. Altchina . . . . . . . . . . . . . . . . . . . . . . . . . . . . 4
   7. Japan . . . . . . . . . . . . . . . . . . . . . . . . . . . . . . 5
   8. Kulturvölker Altamerikas . . . . . . . . . . . . . . . . . . . . 5
   9. Griechen . . . . . . . . . . . . . . . . . . . . . . . . . . . . 6
  10. Römer . . . . . . . . . . . . . . . . . . . . . . . . . . . . . . 10
  11. Heilkunde im germanisch-keltischen Altertum . . . . . . . . . . . 13

**C. Heilkunde des Mittelalters** . . . . . . . . . . . . . . . . . . . . . 14

   1. Heilkunde im byzantinischen Kulturkreis . . . . . . . . . . . . . 14
   2. Arabische Heilkunde . . . . . . . . . . . . . . . . . . . . . . . 15
   3. Abendland . . . . . . . . . . . . . . . . . . . . . . . . . . . . 17
      a) Frühes Mittelalter (400—1050) . . . . . . . . . . . . . . . . 17
      b) Hohes Mittelalter (1050—1300) . . . . . . . . . . . . . . . . 18
      c) Ausgehendes Mittelalter und Renaissance der Medizin (1300—1543) . . . . 19

**D. Neue Zeit** . . . . . . . . . . . . . . . . . . . . . . . . . . . . . 20

   1. Erste naturwissenschaftliche Periode der modernen Medizin. Von VESAL bis zum
      Ausgang der Iatrochemie und Iatrophysik (1500—1700) . . . . . . . . . . 20
      a) Zeitalter der Begründung des modernen anatomischen Denkens. Von VESAL
         bis HARVEY (1543—1628) . . . . . . . . . . . . . . . . . . . . . . 21
      b) Zeitalter der Begründung des modernen physiologischen Denkens. Mecha-
         nistische Einstellung der Ärzte (1628—1700) . . . . . . . . . . . . 23

   2. Zeitalter starken Einflusses der Philosophie auf die Medizin (1700—1830) . . . . 26
      a) Systematiker (1700—1750) . . . . . . . . . . . . . . . . . . . 26
      b) Vitalismus (1750—1838) . . . . . . . . . . . . . . . . . . . . 28

   3. Zweite Naturwissenschaftliche Periode der modernen Medizin (1838—1918) . . . 34
   Von der Begründung der Zellenlehre bis zum Sieg des Konstitutionsgedankens 34


### Erster Abschnitt:


Von der Begründung der Zellenlehre bis zur Begründung der Zellularpatho-
logie (1838—1858) . . . . . . . . . . . . . . . . . . . . . . . . . . 35
Aufblühen der experimentellen Chemie und Physik . . . . . . . . . . . . . 35
Zellforschung und Histologie . . . . . . . . . . . . . . . . . . . . . . 35
Neue Entdeckungen auf anatomischem Gebiet . . . . . . . . . . . . . . . . 36
Physiologie . . . . . . . . . . . . . . . . . . . . . . . . . . . . . . 36
Vorbereitung der bakteriologischen Ära . . . . . . . . . . . . . . . . . 37
Innere Medizin . . . . . . . . . . . . . . . . . . . . . . . . . . . . . 38
Kinderheilkunde . . . . . . . . . . . . . . . . . . . . . . . . . . . . 38
Bereicherungen der Diagnostik . . . . . . . . . . . . . . . . . . . . . . 38

Bereicherung der therapeutischen Methoden . . . . . . . . . . . . . . . . . 38
Pharmakologie . . . . . . . . . . . . . . . . . . . . . . . . . . . . . . . . 38
Chirurgie . . . . . . . . . . . . . . . . . . . . . . . . . . . . . . . . . . . 38
Zahlreiche neue Operationsverfahren . . . . . . . . . . . . . . . . . . . . 39
Geburtshilfe und Gynäkologie . . . . . . . . . . . . . . . . . . . . . . . 39
Psychiatrie . . . . . . . . . . . . . . . . . . . . . . . . . . . . . . . . . . 39
Augenheilkunde . . . . . . . . . . . . . . . . . . . . . . . . . . . . . . . 39
Laryngologie . . . . . . . . . . . . . . . . . . . . . . . . . . . . . . . . . 39
Ohrenheilkunde . . . . . . . . . . . . . . . . . . . . . . . . . . . . . . . 40
Dermatologie . . . . . . . . . . . . . . . . . . . . . . . . . . . . . . . . . 40
Standesverhältnisse . . . . . . . . . . . . . . . . . . . . . . . . . . . . . 40

Zweiter Abschnitt:

Vorherrschen der Zellularpathologie, des morphologischen Denkens, der mecha-
nistischen Biologie und Deszendenztheorie (1858—1878) . . . . . . . . . . . 40
Wichtigste Ergebnisse der Chemie und Physik für die Medizin . . . . . . . 40
Biologie . . . . . . . . . . . . . . . . . . . . . . . . . . . . . . . . . . . . 41
Pathologie . . . . . . . . . . . . . . . . . . . . . . . . . . . . . . . . . . 41
Aufblühen der Bakteriologie . . . . . . . . . . . . . . . . . . . . . . . . . 42
Klinische Medizin . . . . . . . . . . . . . . . . . . . . . . . . . . . . . . 42
Bereicherung der Diagnostik . . . . . . . . . . . . . . . . . . . . . . . . . 43
Neue Krankheitsbilder . . . . . . . . . . . . . . . . . . . . . . . . . . . . 43
Therapeutische Fortschritte . . . . . . . . . . . . . . . . . . . . . . . . . 43
Hohe Blüte der Chirurgie . . . . . . . . . . . . . . . . . . . . . . . . . . 43
Neue Operationen . . . . . . . . . . . . . . . . . . . . . . . . . . . . . . 43
Operative Ära der Geburtshilfe und Gynäkologie . . . . . . . . . . . . . . 44
Psychiatrie . . . . . . . . . . . . . . . . . . . . . . . . . . . . . . . . . . 44
Dermatologie . . . . . . . . . . . . . . . . . . . . . . . . . . . . . . . . . 44
Laryngologie . . . . . . . . . . . . . . . . . . . . . . . . . . . . . . . . . 44
Ophthalmologie . . . . . . . . . . . . . . . . . . . . . . . . . . . . . . . 45
Zahnheilkunde . . . . . . . . . . . . . . . . . . . . . . . . . . . . . . . . 45
Beginn der modernen Hygiene . . . . . . . . . . . . . . . . . . . . . . . . 45
Standesverhältnisse . . . . . . . . . . . . . . . . . . . . . . . . . . . . . 45

Dritter Abschnitt:

Höhepunkt der Bakteriologie (1878—1900) . . . . . . . . . . . . . . . . . 45
Wichtigste Ergebnisse der Chemie und Physik . . . . . . . . . . . . . . . 46
Allgemeine Biologie, Anatomie und Physiologie . . . . . . . . . . . . . . 46
Pathologie . . . . . . . . . . . . . . . . . . . . . . . . . . . . . . . . . . 47
Entdeckung neuer Krankheitserreger . . . . . . . . . . . . . . . . . . . . 47
Neue Krankheitsbilder . . . . . . . . . . . . . . . . . . . . . . . . . . . . 48
Neue diagnostische Methoden . . . . . . . . . . . . . . . . . . . . . . . . 49
Neue therapeutische Methoden . . . . . . . . . . . . . . . . . . . . . . . 49
Wichtigere neue Heilmittel . . . . . . . . . . . . . . . . . . . . . . . . . 50
Kinderheilkunde . . . . . . . . . . . . . . . . . . . . . . . . . . . . . . . 50
Chirurgie . . . . . . . . . . . . . . . . . . . . . . . . . . . . . . . . . . . 50
Neue Operationen und Behandlungsmethoden . . . . . . . . . . . . . . . 51
Fortschritte der Geburtshilfe und Gynäkologie . . . . . . . . . . . . . . . 51
Psychiatrie . . . . . . . . . . . . . . . . . . . . . . . . . . . . . . . . . . 52
Otologie . . . . . . . . . . . . . . . . . . . . . . . . . . . . . . . . . . . . 52
Dermatologie . . . . . . . . . . . . . . . . . . . . . . . . . . . . . . . . . 52
Augenheilkunde . . . . . . . . . . . . . . . . . . . . . . . . . . . . . . . 52
Fortschritte in der Oto- und Rhinologie . . . . . . . . . . . . . . . . . . 52
Laryngologie . . . . . . . . . . . . . . . . . . . . . . . . . . . . . . . . . 52
Zahnheilkunde . . . . . . . . . . . . . . . . . . . . . . . . . . . . . . . . 53
Hygiene . . . . . . . . . . . . . . . . . . . . . . . . . . . . . . . . . . . . 53

Vierter Abschnitt:

Vom Beginn des 20. Jahrhunderts bis zum Ausgang des ersten Weltkrieges (1900
bis 1918) . . . . . . . . . . . . . . . . . . . . . . . . . . . . . . . . . . . 53
Biologie, Anatomie und Physiologie . . . . . . . . . . . . . . . . . . . . . 54
Pathologie, Bakteriologie, Serologie und Immunologie . . . . . . . . . . . 55
Neue Krankheitsbilder . . . . . . . . . . . . . . . . . . . . . . . . . . . . 56
Neue diagnostische Methoden . . . . . . . . . . . . . . . . . . . . . . . . 57

Bereicherungen der medikamentösen Therapie . . . . . . . . . . . . . . . . . 57
Neue Behandlungsmethoden . . . . . . . . . . . . . . . . . . . . . . . . 57
Innere Medizin . . . . . . . . . . . . . . . . . . . . . . . . . . . . . . 58
Chirurgie . . . . . . . . . . . . . . . . . . . . . . . . . . . . . . . . . 59
Geburtshilfe und Gynäkologie . . . . . . . . . . . . . . . . . . . . . . . 59
Kinderheilkunde . . . . . . . . . . . . . . . . . . . . . . . . . . . . . . 60
Psychiatrie . . . . . . . . . . . . . . . . . . . . . . . . . . . . . . . . 60
Augenheilkunde . . . . . . . . . . . . . . . . . . . . . . . . . . . . . . 61
Zahnheilkunde . . . . . . . . . . . . . . . . . . . . . . . . . . . . . . . 61
Hygiene . . . . . . . . . . . . . . . . . . . . . . . . . . . . . . . . . . 61

**E. Neueste Zeit (1918—1950)** . . . . . . . . . . . . . . . . . . . . . . . . . 62

Vom Ausgang des ersten Weltkrieges bis zur Mitte des 20. Jahrhunderts (1918
bis 1950) . . . . . . . . . . . . . . . . . . . . . . . . . . . . . . . . . 62
Fortschritte der Chemie, Physik und Technik . . . . . . . . . . . . . . . . 63
Tieferes Eindringen in die lebendigen Vorgänge mit Hilfe der Chemie und Physik 63
Neue Krankheitsbilder . . . . . . . . . . . . . . . . . . . . . . . . . . . 64
Neue diagnostische Methoden . . . . . . . . . . . . . . . . . . . . . . . 64
Fortschritte der medikamentösen Therapie . . . . . . . . . . . . . . . . . 65
Ausbau der Narkosetechnik. Neue Narkotica . . . . . . . . . . . . . . . . 66
Innere Medizin und Pädiatrie . . . . . . . . . . . . . . . . . . . . . . . 66
Fortschritte der operativen Chirurgie . . . . . . . . . . . . . . . . . . . 66
Geburtshilfe und Gynäkologie . . . . . . . . . . . . . . . . . . . . . . . 67
Psychiatrie . . . . . . . . . . . . . . . . . . . . . . . . . . . . . . . . 67
Augenheilkunde . . . . . . . . . . . . . . . . . . . . . . . . . . . . . . 67
Hygiene . . . . . . . . . . . . . . . . . . . . . . . . . . . . . . . . . . 67
Standesverhältnisse . . . . . . . . . . . . . . . . . . . . . . . . . . . . 67

**Personen- und Ortsverzeichnis** . . . . . . . . . . . . . . . . . . . . . . . 69

**Sachverzeichnis** . . . . . . . . . . . . . . . . . . . . . . . . . . . . . . 77

# A. Primitive Medizin

Im Zeitalter des Urmenschen, der prähistorischen Kulturen und der Naturvölker bieten prähistorische Höhlen- und Felszeichnungen und erhaltene Schnitzereien primitiver Volksstämme Zeugnisse guter Beobachtungsgabe und künstlerischen Könnens.

In ihrer ursprünglichen Form entwickelte sich die Heilkunde wahrscheinlich aus instinktiven, zweckmäßigen Heilhandlungen der Tiere durch zielbewußten Ausbau der Technik mit primitiven Instrumenten nach Vorbildern, die die Natur bot (Beispiel: Kratzen, Skarifikation mit der Fischgräte), und blieb zunächst rein empirisch.

Auf dieser Entwicklungsstufe entstehen, gefördert von der Not, die zum Eingreifen zwang, ein nicht unbeträchtliches chirurgisches Können (rationelle Bruchbehandlung, Schädeltrepanation) und durch Landessitten, rituelle und sexuelle Motive bedingte Operationen an den Genitalien (Beschneidung, Infibulation, Mikaoperation, Kastration), durch alle Bedenken zurückstellende Notlage auch größere Eingriffe, wie der Kaiserschnitt u. ä., und eine beachtenswerte geburtshilfliche Technik. Auf Instinkt und Erfahrung gehen diätetisch-medikamentöse Maßnahmen zutreffender Art zurück (Unterscheidung besonders nährkräftiger und heilsamer von giftigen Pflanzen). Restbestände findet man noch in der Volksmedizin unserer Tage.

Auch die erste *Krankheitstheorie* ist rein empirisch als Vorstellung eines in den Menschen eingedrungenen Fremdkörpers oder einer von außen entstandenen Einwirkung.

*Fremdkörper-* und *Emanationspathologie* (präanimistische Medizin). Ziel der Therapie: Entfernung des natürlichen Fremdkörpers durch Austreibemittel, Bekämpfung der natürlichen Emanation durch heilkundige Männer und Frauen. Sekundär daran anschließend folgen im Rahmen der animistischen Weltanschauung: Personifikation des Fremdkörpers (Krankheitsdämon, Besessenheit) und übernatürliche Emanation als Zauber. Ziel der Therapie: Dämonenvertreibung und Gegenzauber, empirische Heilhandlung in mystischer Verkleidung durch Dämonenbeschwörer und Medizinmann. Auf höherer Kulturstufe, die durch eine bis zu einem gewissen Grade dogmatische Religion charakterisiert ist, erscheint die Krankheit als Strafe oder Prüfung Gottes. *Theurgische Pathologie.* Heilhandlung = Kulthandlung durch Priesterarzt.

# B. Heilkunde der alten Kulturvölker

## 1. Sumerer, Babylonier, Assyrer

Durch zähes Festhalten am Althergebrachten charakterisierte daher im großen ganzen einheitliche Kultur im Zweistromlande. Keilschriftkultur. Stadtkönigtümer, aus denen um 2200 das babylonische (Babylon), um 1500 das assyrische Reich (Ninive) hervortritt. Wechselnde Vorherrschaft der beiden. Drei Grundideen der babylonisch-assyrischen Weltanschauung: Gesetzmäßigkeit allen Geschehens nach göttlichem Willen (Omenlehre, Traumdeutung), Herrschaft der Sterne über die Welt, hohe Bewertung der Zahl.

*Hauptquelle:* Keilschrifttexte der Bibliothek Assurbanipals in Ninive (7. Jh.
v. Chr.), deren Bestand bis in das 2. und 3. Jahrtausend v. Chr. zurückgeht.
Die Medizin wird in ein von der Weltanschauung abhängiges System gebracht,
entsprechend den genannten drei Grundideen: Theurgische Pathologie und
Therapie (Götter und Dämonen als Krankheitsbringer und Heiler, Heilgebet,
Opfer, Beschwörung, Amulett); astrologische Prognose, Rücksicht auf den Stand
der Sterne bei der Behandlung; Bewertung der Zahl im Rezept, Unterscheidung
günstiger und ungünstiger Tage für die Behandlung (erste Andeutung der
Krisenlehre). Schlachttieranatomie. Teilweise gute interne und chirurgische
Empirie mit rationellen therapeutischen Verordnungen und bemerkenswerten
arzneilichen Kenntnissen. Prognose wie auf anderen, so auch auf medizinischen
Gebieten aus Träumen, Feuer, Rauch, Wasser, Öl, Besonderheiten der Pflanzen-
und Tierwelt, vor allem aus Tiereingeweiden, speziell der Leber des Opfertieres,
aus Mißgeburten und Mißbildungen, in beschränktem Umfang auch aus den
Krankheitssymptomen. Auf hygienischem Gebiete wichtige Leistungen in der
Erkenntnis der Ansteckungsfähigkeit der Lepra und in der Isolierung der Aus-
sätzigen. *Hämatische Physiologie* und Andeutung *humoralpathologischer Anschauungen.* Ärzteschulen. Neben den Priesterärzten berufsmäßige Heiler, die
nicht direkt zum Priesterstand gehören. Vorläufer einer ärztlichen Gebührenordnung und Haftpflicht im Hammurabi-Gesetz.

*Etwa
2113—2081*

## 2. Ägypten

*Etwa
3000—332
v. Chr.*

Hochstand der ägyptischen Kultur. Altes Reich: etwa 3000 v. Chr. Mittleres Reich: Blüte
zwischen 2000—1800 v. Chr. Neues Reich: Weltmachtstellung 1550—1350 v. Chr.,
friedliche Periode 1320 bis 1220 v. Chr. In der Tel Amarna-Zeit (1400 v. Chr.) lebhafter
politischer und kultureller Verkehr mit dem Zweistromlande. Von da an Stillstand der
ägyptischen Kultur, bescheidene Nachblüte unter den Saiten (663—526 v. Chr.). Auch hier
trotz des gewaltigen Zeitraumes im großen und ganzen einheitliche Kultur. 332 v. Chr.
Einnahme Ägyptens durch ALEXANDER D. GR.

Wichtigste *Quellen:* Veterinärmedizinischer und gynäkologischer Papyrus von
Kahun (um 2000 v. Chr.), Kleiner Berliner Papyrus (um 1600 v. Chr.), Papyri
Edwin Smith, Ebers, Hearst (um 1550 v. Chr.), Papyrus London (um 1350 v. Chr.),
Papyrus Chester Beatty (13. bis 12. Jh. v. Chr.), Papyrus Brugsch (um 1250
v. Chr.).
Die altägyptische Medizin bedeutet gegenüber der im Zweistromlande einen
großen *Fortschritt.* Systematisch durchdachte *anatomisch-physiologische* Vor-
stellungen (z. B. des Gefäßapparates in seinem Zusammenhang mit der Patho-
logie und der Frage der ätiologischen Therapie).
Hervorragendes *praktisches Können* der Ärzte. Theurgische und magische Methoden treten zurück, nüchterne Beobachtung und das Bestreben nach *wissenschaftlicher* Durchdenkung und Begründung derselben aus der Erfahrung am
Krankenbett stehen im Vordergrund der ärztlichen Tätigkeit. Beispiel: gute
Beschreibung der Symptome der parasitären Hämaturie (Bilharziosis) als „aaa"
Krankheit. Zur *Diagnose* planmäßige *Anamnese,* objektive *Untersuchung* des
körperlichen Zustandes durch Inspektion, Palpation und Prüfung der funktionellen Leistungsfähigkeit. In der *Therapie* empirisch-rationelle Anwendung
vieler erprobter Medikamente.
Hochstehende Technik der *Chirurgie.* Kauterium, eine Erfindung der Pharaonen-
zeit. Vielseitiges Instrumentarium. Nur beschränkte und nicht so enge Spezialisierung im Sinne der auf HERODOT zurückgehenden Tradition. Im Vordergrund
steht der *allgemeine* Praxis betreibende Arzt. Es gibt aber auch auf beiden Gebieten ausgebildete Arztchirurgen.

Rangordnungsmäßig gegliederter *Ärztestand*. Ärzte in gehobener Stellung als „Chef" ihrer Kollegen, „Hofärzte" in Vertrauensstellung bei den Pharaonen mit Einfluß auf das gesamte Medizinalwesen.
*Gesundheitsfürsorge:* Ärzte zur Betreuung bestimmter Berufe (für Landarbeiter, Bergwerk- und Steinbrucharbeiter usw.), ärztliche Medizinalverwaltungsbehörden zur Beaufsichtigung größerer Bezirke des Landes. Staatliche Gesundheitsfürsorge in manchem ähnlich den modernen Institutionen der Gewerbehygiene, Arbeiterwohlfahrt und sozialen Medizin.
Ärztliches *Hilfspersonal:* Masseur, Bandagist, Krankenträger im Felddienst, Krankenwärter, freiwillige Helfer am Krankenbett.

## 3. Altjüdische Medizin

Blüte des Reiches der Stämme Israel um 1000 v. Chr. Tempelbau Salomons 948 v. Chr. Babylonisches Exil 580—536 v. Chr. Hellenistische Durchdringung des Judentums etwa 300 v. Chr. Judäa wird römische Kolonie um 63 v. Chr. Zerstörung des Tempels 70 n. Chr. Beginn der Weltzerstreuung der Juden.
Etwa<br>1220 v. Chr.<br>bis 70<br>n. Chr.

*Quellen:* Bibel, Talmud, alte Gesetzerläuterungen, die die Tradition bis etwa 600 n. Chr. fortsetzen.
Die jüdische Medizin stellt eine *Theurgie* in *monotheistischem Gewand* dar. Soweit sie überhaupt spezifisch jüdisch ist, handelt es sich um Volksmedizin ohne charakteristisches Gepräge. Dämonistisches ist von Babylon eingewandert. In der talmudischen Medizin ist der Einfluß der griechisch-römischen Antike deutlich. Dem alten Judentum gilt die Krankheit als seelische und körperliche Läuterung des Menschen. Soziale Hygiene in kultischer Fassung. Gesundheitspolizei in der Hand der Priester. Laienärzte. Heilkundige zweiter Klasse nach Art unserer Heilgehilfen.

## 4. Medizin der alten Perser

In der ersten Hälfte des zweiten Jahrtausends v. Chr. Einwanderung arischer Stämme in das persische Land.
*Quellen:* Avesta, die heilige Schriftensammlung etwa 600—500 v. Chr.
Völlig im Religiösen verankerte medizinische Theorie: Die Krankheit ist das Werk des bösen Prinzips, unrein, wie die Leiche und die Ausscheidungen des Körpers. Die Therapie kombiniert theurgische und medikamentöse Methoden. Die Unreinheitsvorstellung bedingt eine kultisch verkleidete Hygiene. Dürftige Chirurgie. Gesetzliche Normierung des ärztlichen Honorars.
Etwa<br>1000—300<br>v. Chr.

## 5. Altindien

Am Indus großartige vorindoarische Kultur mit hochstehender Hygiene.
Um 3000<br>v. Chr.

**1. Periode der vedischen Medizin.** Um 1500 v. Chr. Einwanderung arischer Stämme in Indien. Ihre Kultur spiegelt sich wider in den vor 800 v. Chr. entstandenen heiligen Schriften, den Vedas. Ihre Heilkunde gewinnt allmählich ein für sie charakteristisches Gepräge.
Etwa 1500<br>v. Chr.<br>bis etwa 500<br>v. Chr.<br>Zeit der<br>vedischen<br>Kultur

Sie erscheint als „Wissen vom (langen) Leben" von angeblich göttlichem Ursprung. Sie ist charakterisiert durch eine reiche volkstümliche Erfahrung, die allmählich von der Wissenschaft rezipiert und theoretisch fundiert wird und auf dem Wege zu einer systematischen Darstellung begriffen ist. Im Vordergrund der Biologie und Pathologie stehen als tragende Kräfte Feuer und Licht, in dem das Göttliche repräsentiert ist. Dämonistischer und theurgischer Einschlag bedingen die Auffassung der Krankheit, ihrer Ursache und vieler Heilfaktoren als *Personen*. Dem ursprünglichen Nomadencharakter der indoarischen Stämme entspricht die stark *funktionell* orientierte, stets *Bewegung* sehende und suchende

Auffassung vom Körper und seinen Krankheiten. Unklare Symptombeschreibung, Notchirurgie. Volksärzte, mit denen die Priesterschaft als Trägerin der wissenschaftlich-medizinischen Tradition und als Hüterin der Hygiene nichts zu tun haben will, bis solche Aufgaben auch von den Leibärzten der Fürsten übernommen werden.

*Etwa 500 v. Chr. bis 1000 n. Chr. Zeit der brahmanischen Kultur*

**2. Periode der brahmanischen Medizin.** Träger der Kultur sind die Brahmanen. 800 v. Chr. Höhepunkt der Brahmareligion. Buddha (geboren um die Mitte des 6. Jh. v. Chr.) begründet die nach ihm benannte Lehre. 327 v. Chr. Zug ALEXANDERS D. GR. nach Indien. Zwischen 998 und 1030 n. Chr. Eroberung des Landes durch die Araber.

Ausbildung einer in Spezialwerken schriftlich niedergelegten und in Schulen weitergegebenen wissenschaftlichen Heilkunde von unverkennbarem Zusammenhang mit der Tradition der vedischen Zeit.

Wichtigste *Quellen* sind ein kurzer Traktat: „Heilung der Krankheiten" aus dem 4. Jahrhundert n. Chr. oder noch älter, das Bowermanuskript (niedergeschrieben in der zweiten Hälfte des 4. Jahrhunderts n. Chr.) und die medizinisch-chirurgischen Schriften, die an die Namen von CARAKA, SUŚRUTA und VĀGHBATA anknüpfen, von denen nur der letzte Name eine historisch sicher nachweisbare Persönlichkeit aus dem 7. Jahrhundert n. Chr. bezeichnet, während es sich bei den beiden ersten um sagenhafte Persönlichkeiten handelt. Die schriftliche Sammlung des unter diesen beiden Namen überlieferten Materials dürfte etwa um die Mitte des ersten Jahrtausends n. Chr. entstanden sein.

Charakteristische Züge der brahmanischen Heilkunde: Vorliebe für entwicklungsgeschichtliche Vorstellungen und zahlenmäßige Betrachtung der Körperteile mit besonderem Hervortreten der Zahlen 5 und 7. Die Physiologie und Pathologie werden von der sog. Tridosalehre beherrscht. Es handelt sich um 3 Säfte (dosa ursprünglich = Fehler): „Wind", Galle, Schleim, zu denen später gelegentlich als vierter Saft das Blut kommt. Die Krankheit wird durch das Aufwallen der Säfte verursacht. Ausgesprochen *dynamische* Lebens- und Krankheitstheorie, bei der auch das Verhalten von 6 Geschmacksstoffen oder -arten (rasa) im Sinne einer harmonisch ausgleichenden oder disharmonischen Wirkung eine Rolle spielt. Daneben Reminiszenzen dämonistischer und theurgischer Art aus der vedischen Zeit, gelegentlich auch buddhistische Einflüsse. Hochstehende Empirie. Besonders reichlicher Arzneischatz in vielseitigster Anwendungsform. Hervorragende *Chirurgie* (Rhinoplastik, Blasensteinschnitt).

Zahlreiche Anklänge in Theorie und Praxis auch in den ärztlich ethischen Anschauungen an die Griechen sprechen dafür, daß die Wurzeln der indischen und griechischen Medizin einen gemeinsamen Ursprung in einem alten mediterranen Kulturkreis haben. Ärzte im Volke angesehen und beliebt. Der schulmäßig in der wissenschaftlichen Medizin ausgebildete Arzt kommt aus den drei oberen Kasten, den Priestern, Rittern und Gelehrten. Doch konnten vielleicht auch Abkömmlinge der vierten „unreinen" Kaste zugelassen werden, wenn sie aus einer ordentlichen Familie stammten.

# 6. Altchina

*Um 1800 v. Chr. einigermaßen sicherer Anfang der chinesischen Geschichte mit der Hia-Dynastie*

Hohe Blüte der chinesischen Kultur, beeinträchtigt durch den Abschluß gegen das Neue und von außen Kommende. Frühe Versuche weitsichtiger Kaiser, europäische Medizin einzuführen, scheitern daran.

Unsichere, mit verschiedenen mythischen Kaisern, die bis 3700 v. Chr. hinaufreichen sollen, in Zusammenhang gebrachte Anfänge des medizinischen Schrifttums.

Die eigentliche Blüte der chinesischen Medizin beginnt erst mit der Zeit der Han-Dynastie (206 v. Chr. bis 220 n. Chr.). Rein spekulative Anatomie und Physiologie, letztere stark pneumatisch beeinflußt mit Überwiegen der Fünfzahl. Bausteine des menschlichen Organismus sind 5 Elemente (Holz, Feuer, Erde, Metall, Wasser). Jedes Element ist in einem sog. Hauptorgan (Leber, Herz, Milz, Lunge, Niere) in besonders hohem Grade vertreten. Ihm stehen bestimmte Hilfsorgane (Gallenblase, Dünndarm, Magen, Dickdarm, Harnblase) zur Seite. Lebensprinzip ist ein Gegensatz von weiblichen, leidenden und männlichen, tätigen Kräften, Yin und Yang. Krankheit beruht auf Vorherrschen von Yang oder Yin mit konsekutivem Mißverhältnis der Elemente.

Gute *Krankheitsbeschreibungen* (Masern, Ruhr, Pocken, Cholera). Übertriebene *Pulsbewertung*. Kenntnis wertvoller Arzneidrogen. Medikamentöse Polypragmasie. Signaturenlehre. *Schutzpockenimpfung*. Frühzeitige *Gesundheitsstatistik* und *gerichtliche Medizin*. Versuch einer Kodifizierung gerichtlich-medizinischer Beobachtungen. Hervorragende Massagetechnik. Vernachlässigung der *Chirurgie*. Besondere Vorliebe für die *Moxibustion* und *Akupunktur*.

Wenig angesehene Stellung des Durchschnittsarztes. Fürsten und Hofärzte verschiedenen Ranges nach schulmäßiger Ausbildung mit behördlicher Kontrolle ihrer Leistung. Stark entwickeltes Spezialistentum. Privater Unterricht in der Heilkunde.

## 7. Japan

Mythische Periode der Heilkunde mit stark empirischem Einschlag. Vorliebe für Aderlaß, Mineralbäder, Wasseranwendung aller Art und Heilkräuterapplikationen.   *Älteste Zeit*

Nach der Überlieferung Begründung des japanischen Reiches durch den ersten Kaiser JIMEM TENNO.   *660 v. Chr.*

Japan tritt in das Licht der Geschichte, bald darauf Beginn des Importes der chinesischen Kultur und Medizin über Korea.   *3. Jh. n. Chr.*

Begründung der ersten Krankenhäuser für Arme, Einrichtung medizinischer Hochschulen. Residenz der Kaiser in Nara.   *710—784 n. Chr.*

Wissenschaftliches, vom Geist des Chinesentums durchtränktes medizinisches Schrifttum. Kodifizierung der japanisch-chinesischen Medizin. Residenz der Kaiser in Heian (Kyoto).   *784—1186 n. Chr.*

In der Kamakurazeit der Militärregierung mit starkem japanischem Nationalgefühl leise Vorstöße gegen die chinesische Tradition, Rückgreifen auf altjapanische Empirie.   *1187—1333 n.Chr.*

Zeit der Bürgerkriege. Stillstand der Medizin.   *1334—1568 n. Chr.*

Erstarken der Eigenmedizin Japans in der Azushi-Momoya-Zeit. Auffallende Übereinstimmung zwischen den Prinzipien der hippokratischen Medizin und den therapeutischen Grundsätzen der Ärzte DOSAN MANASE (gest. 1595) und TOKUHON NAGATA (gest. 1630). Historischer Zusammenhang zwischen beiden unsicher. Einfluß portugiesischer Missionarmedizin.   *1569—1615 n. Chr.*

Jedo-Periode, Konfuzianismus in Japan. Später allmähliche Übernahme europäischer Kultur, Handelsmonopol der Holländer.   *1616—1867 n. Chr.*

TOJO YAMAWAKI schreibt zum erstenmal auf Grund eigener Sektionen menschlicher Leichen ein fortschrittliches anatomisches Werk über die Eingeweide.   *1754*

Seit der zweiten Hälfte des 17. und dem Anfang des 18. Jahrhunderts entscheidender Einfluß der Holländer. Allmählicher Übergang zur europäischen Medizin.

Erstarken des deutschen Einflusses auf die japanische Kultur. Deutsche Medizin in Japan.   *Seit 1867 n. Chr.*

## 8. Kulturvölker Altamerikas

Entdeckung Amerikas durch COLUMBUS.   *1492*
Die im Anschluß daran eindringenden Eroberer in die Länder der Azteken, Maya, Inka und Chibcha und die sie begleitenden Forscher fanden bei den Einwohnern des Landes eine hoch-

stehende präcolumbische Kultur vor, die eine auffallende Ähnlichkeit mit Erscheinungen der Kultur der östlichen alten Welt zeigt.

Manches spricht für eine sich über Jahrtausende erstreckende Völkerwanderung zur See über den großen Ozean von Ostasien und Polynesien nach Amerika. Blüte der Mayakultur (500—1200 n. Chr.), Glanzzeit der Inka (12. Jh. n. Chr.).

Am besten ist von der Medizin dieser Völker die Heilkunde der Azteken und Inka bekannt. Die Grundlagen der *aztekischen* Medizin stimmen in vielen Zügen mit der Heilkunde der asiatischen Völker überein. Andeutungen *humoraler* Vorstellungen. Astrologische Prognostik und Diagnostik ähnlich der babylonischen, aber im ganzen geringer Einschlag abergläubischer Vorstellungen. Erstaunliche anatomische Kenntnisse, gute Symptombeschreibung (Syphilis). Reicher interner Heilschatz. Einfache Rezeptur. Gut entwickelte *Chirurgie* und *Geburtshilfe*. Hochstehende Körperkultur. Sorgfältige Zahnpflege. Gediegene Fürsorge für Mutter und Kind. Der Ärzteberuf vererbt sich vom Vater auf den Sohn. Bei den *Maya* hervorragende astronomische Kenntnisse.

Auch bei den *Inka* neben vielem Abergläubischen und Theurgischen beachtliche Kenntnisse der Krankheitssymptome. Achten auf die Abhängigkeit der Krankheit von klimatischen Einflüssen, vielseitige arzneiliche Therapie und Chirurgie (häufige Schädeltrepanation). Kauen der getrockneten Blätter des Kokastrauches als Genuß- und Anregungsmittel, das später durch die Vermittlung von Forschungsreisen zur Einführung des Kokains in den europäischen Heilschatz führt. Charakteristische Krankheitsdarstellungen in der tonplastischen Kunst.

## 9. Griechen

<table>
<tr><td>Etwa 3000<br>v. Chr.</td><td>1. Periode: Frühgeschichte der griechischen Medizin. Vermutlich spätestens im 3. Jahrtausend v. Chr. Einwanderung griechischer Stämme vom Norden her über die Donau und den gebirgigen Balkan in das Land, dem sie den Namen gaben.</td></tr>
<tr><td>Etwa<br>2000—1500<br>v. Chr.</td><td>Höhepunkt der kretisch-mykenischen Kultur, die in gewissem Umfange von Ägypten beeinflußt sein und nach einzelnen archäologischen Befunden einen ähnlichen Stand der Heilkunde gehabt haben dürfte wie bei den anderen frühen Anwohnern des östlichen Mittelmeerbeckens und Besiedlern Kleinasiens.<br>Gesunde Körperpflege. Hygienische Einrichtungen.</td></tr>
<tr><td>900—800<br>v. Chr.</td><td>Nach landläufiger Ansicht Entstehung der homerischen Gesänge, der ältesten schriftlichen Quelle zur Geschichte der griechischen Medizin. Interesse an der Beobachtung der Natur. Andeutungen der späteren Humoral- und Pneuma-lehre. Daneben animistische Gedankengänge. In der Odyssee Wundbesprechung. Gediegene Chirurgie, gegen früher verändert durch das mit der Eisenzeit eingeführte eiserne Schwert. Fortgeschrittene Hygiene. Bad und Salbung der kampf- und sportfrohen homerischen Helden.</td></tr>
<tr><td>Von etwa<br>600 bis etwa<br>450 v. Chr.</td><td>2. Periode: Zeitalter der Naturphilosophie. Große Denker suchen die Probleme, welche die Beobachtung der Natur und die Stellung des Menschen im Kosmos vor ihnen aufwirft, mit Hilfe der Philosophie zu lösen. Führende Philosophen: THALES von Milet, ANAXIMANDER, XENOPHANES, PARMENIDES, HERAKLIT, ANAXAGORAS.</td></tr>
</table>

*Aufbau der Medizin auf einer naturwissenschaftlich basierten Philosophie.*

Am wichtigsten werden für die Entwicklung der Medizin direkt oder indirekt:

PYTHAGORAS (um 580—500 v. Chr.), der das Wesen der Dinge und das ordnende Prinzip in der Zahl sieht, durch seinen Einfluß auf die Lehre von der Gesetzmäßigkeit im biologischen und pathologischen Geschehen und von den Krisen,

ANAXIMENES (geboren zwischen 528 und 524 v. Chr.), bei dem der Begriff des Kosmos zum erstenmal begegnet, als Vorläufer der Pneumalehre,

ALKMAION von Kroton (um 500 v. Chr.) durch seine Lehre, daß die Gesundheit vom Ausgleich der im Körper wirkenden Kräfte des Feuchten und Trockenen, Kalten und Warmen, aber auch des Bittern und Süßen abhängig ist, und durch seine Erkenntnis der zentralen Stellung des Gehirns für das Seelenleben,

EMPEDOKLES von Agrigent (495—435 v. Chr.) durch die Begründung der *Theorie von den 4 Elementen*: Feuer, Wasser, Erde, Luft (entsprechend den 4 Primärqualitäten: Hitze, Feuchtigkeit, Trockenheit und Kälte), aus denen alles besteht. Damit wurden die *Anfänge des chemischen und chemisch-biologischen Denkens* geschaffen. Er begründete auch die Vorstellung von einer Atmung durch die Haut und förderte die Theorie von der Empfindung durch die Sinnesorgane,

LEUKIPP und DEMOKRIT von Abdera (geb. um 460 v. Chr.) durch die Begründung der *atomistischen Weltanschauung*. Die Materie besteht aus unteilbaren, qualitativ gleichen, sich nur durch Gestalt und Anordnung unterscheidenden Atomen. Anfänge des *physikalischen* Denkens,

DIOGENES von Apollonia (um 450 v. Chr.) als Anatom der Blutgefäße.

Manche von diesen Philosophen waren Männer der Praxis, Ärzte und Naturforscher, die an Tieren Untersuchungen vornahmen, wie ALKMAION, EMPEDOKLES, DIOGENES. Auf die kommende hippokratische Medizin haben sie einen sehr großen Einfluß ausgeübt, der sich in ihren theoretischen Grundlagen deutlich nachweisen läßt.

Im 5. Jahrhundert v. Chr. nimmt die *theurgische* Medizin neue Formen durch den Kult des Heilgottes ASKLEPIOS an, dessen Anfänge sich im Dunkel der Frühzeit verlieren. Der Kult des Gottes wird jetzt systematisch in den ihm errichteten Tempeln betrieben (*Tempelschlaf*). Zusammenströmen von Kranken in seinen Heiligtümern. Dort Zusammenarbeit von Priestern und Ärzten. In Verbindung mit den Tempeln entstehen Ärzte-, sog. *Asklepiadenschulen*. Zunächst leiten Ärztefamilien ihren Stammbaum von ASKLEPIOS ab und nennen sich Asklepiaden. Allmählich befreit sich dann die Medizin vom Religiösen. Es bildet sich ein freier Ärztestand, und das Wort „Asklepiade" bezeichnet später den Arzt schlechthin.

**3. Periode: Hippokratische Medizin, klassische Zeit der antiken Heilkunde.** Blütezeit der Dichtkunst (500—400 v. Chr.) (AISCHYLOS, SOPHOKLES, EURIPIDES), der Geschichtsschreibung (HERODOT, THUKYDIDES). Blütezeit Athens unter PERIKLES (444—429 v. Chr.). *Pest* des THUKYDIDES in. Athen 430—425 v. Chr. SOKRATES (469—399 v. Chr.) Zeitalter der griechischen *Aufklärung*. PROTAGORAS (gest. um 415 v. Chr.) macht den Menschen zum Maß aller Dinge und bezweifelt die Existenz der Götter.

Etwa 450 bis etwa 300 v. Chr.

Die tiefsten Wurzeln des *Hippokratismus*, dessen größter Vertreter HIPPOKRATES von Kos (um 460—377 v. Chr.) ist, liegen in den Asklepiadenschulen von Kos, Knidos und Sizilien (EMPEDOKLES). Die empirischen Ergebnisse werden durch naturphilosophische Erfassung wissenschaftlich vertieft und in der Schriftensammlung des *Corpus Hippocraticum* niedergelegt. Von keinem seiner Bücher kann man mit absoluter Sicherheit den Verfasser nennen, doch spricht nach den neuesten Untersuchungen manches dafür, daß einige von HIPPOKRATES selbst geschrieben wurden, und zwar die programmatisch wichtigsten, die besonders deutlich den Geist erkennen lassen, der die ganze Sammlung durchweht.

*Rein natürliche Begründung der Medizin* unter Ablehnung transzendenter Krankheitsursachen und pfuscherischen Krankheitszaubers, ohne das Göttliche im biologischen und pathologischen Geschehen und in der Heilung zu verleugnen. Betonung der Selbständigkeit der medizinischen Forschung. Geisteswissenschaftliche Durchdringung der praktischen Heilkunde. Verschmelzung von *Empirie* und *naturwissenschaftlicher Theorie* am Krankenbett. Diese Theorie ist in der Hauptsache das Ergebnis naturphilosophischer Deduktion, doch zieht sie gelegentlich auch den bewußt gesetzten Versuch und die Induktion heran. Erste *Versuche einer allgemeinen, auf die Pathologie gestützten Krankheitslehre.*

Die *Säfte* sind, entsprechend den Elementen des EMPEDOKLES, wirkend durch die Qualitäten, auf die ALKMAION zuerst den Blick gelenkt hatte, die Elementarbestandteile des menschlichen Körpers und für die meisten hippokratischen Autoren die eigentlichen Träger des Lebens und der Krankheit, wobei mehrfache Variationen vorkommen: *Humoralbiologie und -pathologie.* Die Säfte selbst sind ein Produkt des Stoffwechsels aus der aufgenommenen Nahrung. Die Gesundheit ist von ihrer normalen Mischung abhängig. Das Wesen der Krankheit beruht in letzter Linie in einer fehlerhaften Mischung dieser Säfte (*Dyskrasie*) bzw. in einem ungenügenden Ausgleich ihrer Qualitäten. In anderen, namentlich in den von der sizilischen Schule beeinflußten Schriften steht in der Physiologie und Pathologie das in der Atemluft enthaltene Lebensprinzip im Vordergrund, das *Pneuma.* Mit der Atmung eingesogen, dient es gewissermaßen als Brennmaterial der eingepflanzten Wärme (ἔμφυτον θέρμον). Sie haust im Herzen, bewirkt durch eine Art von Kochungsprozeß den Stoffwechsel und macht die bei der Krankheit gebildete dyskrasische Materie unter Erhöhung der Körpertemperatur im Fieber durch Kochung für die Ausscheidung ihrer Schlacken reif.

Die Bedeutung der festen Körperteile tritt zurück, die anatomischen Kenntnisse sind ziemlich spärlich. Ganzheitsbetrachtung des Menschen. Erkenntnis der Bedeutung der *Konstitution* und der in ihr (*Physis*) liegenden Abwehr- und Heilkräfte.

Als *Krankheitsursachen* kommen in Betracht: Ernährungs- und Verdauungsstörungen, tellurische, klimatische Einflüsse, Erblichkeit usw. *Versuch der Einteilung der Krankheiten in Organkrankheiten, epidemische Krankheiten, Fieberarten usw.* Ausgebildete Semiotik. Getreue Beschreibungen der Krankheitssymptome. Unter den diagnostischen Hilfsmitteln bereits *Perkussion* und eine Art von *Auskultation.* Wert der Prognose besonders betont. Einteilung des Krankheitsverlaufes in 3 Stadien (Rohheit, Kochung, Ausscheidung der Krankheitsmaterie). *Lehre von den kritischen Tagen — Therapie:* sehr vernünftige Anschauungen. Behandlung des *ganzen* Menschen. Der Schwerpunkt liegt in der Erhaltung und Stärkung der natürlichen Körperkräfte durch richtige Diät. Prinzip der Behandlung: Beseitigung der Dyskrasien bzw. der Krankheitsmaterie und ihrer Schlacken durch Aderlaß, Abführmittel, Brechmittel, Schwitzmittel, d. h. durch zweckmäßig das Naturheilbestreben unterstützende und unspezifische Arzneimittel. Berücksichtigung der Einflüsse der Umgebung. Krankheitsprophylaxe.

Auch ernstere Eingriffe (Thorakozentese, Drainage bei Empyem) sind bekannt. *Hohe Ausbildung der Chirurgie.* Der „*hippokratische Eid*", ein Zeugnis hoher ärztlicher Ethik, basiert auf dem Pythagoräismus des 4. Jahrhunderts v. Chr.

**4. Periode: Die Medizin unter dem Einfluß der aristotelischen Philosophie und Naturwissenschaft.** Schon unter den Zeitgenossen, noch mehr unter den Nachfolgern des HIPPOKRATES, tritt die Neigung hervor, die Lehre des Meisters spekulativ-dogmatisch auszubauen. Charakteristisch für diese dogmatische Medizin ist die von POLYBOS, dem Schwiegersohn des Hippokrates, in der Schrift περί φύσιος ἀνθρώπου (Über die Natur des Menschen) geprägte und in der Heilkunde der folgenden Jahrtausende zum Dauerbestand der Medizin gewordene *Viersäftelehre:* Die grundlegenden normalen und krankhaften Lebensvorgänge vollziehen sich in 4 Säften, die den 4 Elementen des EMPEDOKLES entsprechen: *Cholera* (Feuer), *Phlegma* (Wasser), *Melancholie* (Erde), *Haima* (Blut im engeren Sinne; Luft). Auch in dieser Zeit bei aller Spekulation tüchtige Ärzte, wie CHRYSIPPOS von Knidos, Führer der knidischen Richtung (Verwerfung von Aderlaß und übertriebenen Abführkuren).

*Etwa 350—300 v. Chr.*

*338 v. Chr.* Verlust der griechischen Selbständigkeit. Beginn der mazedonischen Hegemonie.

Bald gewinnt die Philosophie und Naturlehre des ARISTOTELES (384—322 v. Chr.) den größten Einfluß auf die Gestaltung der Medizin. Aus seiner Schule gehen hervorragende Ärzte und Naturforscher hervor. Als bedeutendster Arzt unter ihnen ist der von bestem hippokratischem Geist und Wissen erfüllte DIOKLES von Karystos anzusehen. (Förderung der Zeugungsphysiologie, Hygiene, Pflanzenkunde, Pharmakologie, Toxikologie und der ärztlichen Grundauffassung.) Sein Schüler war der etwas jüngere PRAXAGORAS von Kos (Verdienste um den Aufbau der Lehre vom Puls). Hervorragend ferner als Aristotelesschüler THEOPHRAST von Eresos (372—288/7 v. Chr.) (Botanik, Mineralogie) und MENON (Geschichte der Medizin).

*Um 300 v. Chr.*

MNESITHEOS aus Athen (3. Jh. v. Chr.) macht den Versuch, die Krankheiten auf Grund ihres Wesens nach Arten, Gattungen und Individualitäten zu unterscheiden (vgl. die späteren sog. natürlichen nosologischen Systeme).

Neben ARISTOTELES wird PLATON (427—347 v. Chr.) von Bedeutung für die Medizin (Idealismus, ethisch gefärbte Entwicklungslehre und Physiologie, eugenische Gedanken).

Die *Seelenformen* PLATONS werden später in der Physiologie die Träger der vitalen Kräfte, die naturwissenschaftlichen Errungenschaften des ARISTOTELES die Grundlagen der vergleichenden Anatomie, der Entwicklungsgeschichte und zahlreicher physiologischer Anschauungen. Das von letzterem eingeführte fünfte Element (der „Äther" im idealistischen Weltbild PLATONS) arbeitet den astrologischen Entgleisungen späterer Generationen vor.

Durch Überwindung der magischen Weltanschauung, welche Körper und Seele auch nach dem Tode noch in magischer Verbindung gelassen hatte, durch die klare Trennung von Leib und Seele (SOKRATES, PLATON) und durch die Erschütterung des Analogiebeweises, wodurch es nicht mehr ohne weiteres erlaubt war, Befunde am Tier auf den Menschen zu übertragen, wurde die Möglichkeit und Aufgabe für die Anatomie an der menschlichen Leiche geschaffen und deren Blüte in Alexandrien vorbereitet.

**5. Periode: Alexandrinische Medizin.** Gründung von Alexandria (333 v. Chr.). Nach dem Tode ALEXANDERS D. GR. (323 v. Chr.) beginnt die Zeit der Diadochen und des *Hellenismus*. Im Fortschreiten des 3. Jahrhunderts Ausbreitung der epikureischen und skeptischen Philosophie. EUKLID, ARCHIMEDES, ARISTARCH. Alexandrien Mittelpunkt griechischer Kultur und Wissenschaft. Morgenländische und abendländische Elemente verschmelzen unter dem Primat des Griechentums zu einer einheitlichen Weltmedizin. Sammlung wissenschaftlicher Schriften in großen Bibliotheken unter den Königen von Pergamon, den Ptolemäern in Ägypten u. a. *(Etwa 300—50 v. Chr.)*

Begründung der *anatomischen Studien an menschlichen Leichen* durch HEROPHILOS (geboren im letzten Drittel des 4. Jh. v. Chr.) und ERASISTRATOS (304 bis 250/40 v. Chr.). Hauptsächlich Anatomie der Körperhöhlen, besonders des Gehirns (Torcular Herophili, Calamus scriptorius Herophili). Bis dahin war von den meisten das Herz als Hauptzentrum des Lebens und Sitz des Empfindens angesehen worden, jetzt wird Denken und Empfinden definitiv in das Gehirn verlegt. Bessere Kenntnis der Nerven. Genauere Untersuchungen über das Gefäßsystem; schärfere Trennung zwischen Arterien und Venen. Ausbau der von ARISTOTELES begründeten Gewebelehre durch ERASISTRATOS. Unterschied von Gewebe und Parenchym. Anfänge der Lehre, daß in den Arterien nicht nur Pneuma, sondern auch Blut fließt. Anastomosen des ERASISTRATOS. Weitere Versuche der Pulserklärung. *Erste pathologisch-anatomische Befunde.* *(Etwa 300—250 v. Chr.)*

Unter den Schülern reiner Dogmatismus. Die *Erasistrateer* bekämpfen die *Herophileer*. Beide vernachlässigen die praktische Heilkunde nicht, verlieren sich jedoch in der Theorie. Die anatomischen Studien schlafen ein.

Als Reaktion entsteht in Alexandrien die *empirische Schule*. Die Erfahrung allein macht den Arzt. *Empirischer Dreifuß* des GLAUKIAS aus Tarent (um 75 v. Chr.): Auf Beobachtung gestützte eigene Erfahrung, Überlieferung der Erfahrungssätze älterer Ärzte, Analogieschluß bei neuen Krankheiten, über die noch keine Erfahrungen vorliegen, aus Beobachtungen bei ähnlichen Krankheiten sind die einzig zulässige ärztliche Methode. *(Etwa 180 v. Chr.)*

Nachteile der Schule: Vernachlässigung von Anatomie, Physiologie und Pathologie. Vorzüge: Gute Krankheitsbeschreibungen, gute chirurgische Technik (Steinschnitt, Lithothrypsie, Starstich), Förderung der Arzneimittellehre (in Einzelheiten Ähnlichkeit mit der Homöopathie HAHNEMANNS). Medizinisches Lehrgedicht des NIKANDROS, Schriften des Rhizotomen KRATEUAS. *(2. Jh. v. Chr.)*

Besonderes Interesse von Fürsten für Arznei- und Giftkunde [MITHRIDATES VI. EUPATOR von Pontus (120—63 v. Chr.), LYSIMACHOS von Thrazien, ANTIOCHOS VIII. EPIPHANES von Syrien, ATTALOS III. PHILOMETOR von Pergamon, NIKOMEDES von Bithynien, KLEOPATRA von Ägypten].

Archiatertitel für Leibärzte und später für beamtete Ärzte. Aus „Archiater" entwickelt sich das deutsche Wort „Arzt".

Mit der beginnenden Weltherrschaft der Römer wird der Schwerpunkt der ärztlichen Praxis nach *Rom* verlegt.

## 10. Römer

### Griechisch-römische Medizin

**Älteste Zeit etwa 800—100 v. Chr.**

**1. Periode: Älteste Zeit.** Altetruskische Kultur in Italien. Der frühen Rezeption griechischer Heilkunde in Altitalien geht die etruskische Medizin voraus. Nach dem wenigen, was darüber bekannt ist, entspricht sie in ihrem theurgisch-empirischen Charakter dem, was man gewöhnlich bei den frühen Kulturvölkern findet. Besonderheit: Deutung der Zukunft auf allen möglichen Gebieten ähnlich wie in Babylon—Assur aus der Leber des Opfertieres. Für die Geschichte der Zahnheilkunde bemerkenswert: in altetrurischem Boden gefundene, rein dekorativ gedachte Zahnersatzarbeiten mit goldenen Brücken. Ähnliche Funde in Phönizien aus dem 4./3. Jahrhundert v. Chr.

Einigung Italiens unter römischer Herrschaft (um 270 v. Chr.).

Ähnlich wie in Altgriechenland verehrt man verschiedene Heilgötter (Dea salus, Dea febris, Merkur, Äskulap). Daneben gibt es eine Art empirischer Hausmedizin. Als Beispiel M. PORCIUS CATO (234—149 v. Chr.). Abwehrstellung des Nationalrömers gegen die fremden griechischen Ärzte, die schon im 4. Jahrhundert vereinzelt nach Rom kommen (ARCHAGATHOS etwa 218 v. Chr.).

**Um 100 v. Chr. bis 100 n. Chr.**

**2. Periode: Endgültige Einbürgerung der griechischen Medizin in Rom.** Übergang von der Humoral- zur Solidarpathologie, vom chemischen zum physikalischen Denken.

Feste Begründung der römischen Weltherrschaft (146—31 v. Chr.). Zunehmender Wohlstand. Rom wird Mittelpunkt des geistigen Lebens. Bürgerkriege. Die atomistische Philosophie EPIKURS ist in Rom besonders angesehen.

**91 v. Chr.**

ASKLEPIADES kommt nach Rom, ein philosophisch gebildeter Arzt mit anziehenden Umgangsformen. Auf der Basis der atomistischen Philosophie von DEMOKRIT und EPIKUR begründet er die Theorie, daß der Mensch ein Gebilde aus Atomen ist, die sich im Körper teils zu feinen Porengängen zusammengeschlossen haben, teils sich in diesen Porengängen frei bewegen. Auf dem normalen Ablauf dieser Bewegung beruht das Leben, auf ihrer Störung die Krankheit. Mechanistische Auffassung des Lebens- und Krankheitsprozesses. ASKLEPIADES eifert gegen die Säftetheorie und die Übertreibungen der Humoralpathologen mit ihren Aderlässen, Brech-, Abführ- und Schwitzmitteln. Verschärfung des Gegensatzes zwischen chemischer und physikalischer Auffassung des Lebens und der Krankheit. „Vernünftige", heute sog. *Naturheilmethode*. Vor allem Kaltwasserkuren, Massage, Diät, wodurch auf die festen Bestandteile und die Atombewegung eingewirkt werden soll; denn die Krankheiten beruhen auf einem Mißverhältnis der Weite der Poren und der Größe der Atome. Wissenschaftliche Begründung und methodischer Ausbau der *physikalisch-diätetischen Therapie*.

JULIUS CÄSAR beginnt (46 v. Chr.) die Neuordnung des römischen Staatswesens. Mit CÄSAR OCTAVIANUS AUGUSTUS (31 v. Chr. bis 14 n. Chr.) beginnt die römische Kaiserzeit. Augusteisches Zeitalter. Seit etwa 60 n. Chr. Ausbreitung des Christentums über die Grenzen Palästinas.

Die Nachfolger des ASKLEPIADES (THEMISON u. a.) gründen die *Schule der Methodiker*. Für diese kommt es nur auf den richtigen Zustand der Porenwände, also der festen Körperbestandteile an, ob der Mensch gesund ist oder nicht. Ihre Zusammenziehung, Erschlaffung oder ein anomaler Zustand zwischen diesen beiden (die sog. communitates, *κοινότητες* führt zur Krankheit. *Solidarpathologie.* Die *Therapie* sucht die Zusammenziehung bzw. Erschlaffung der Porenwände durch entgegengesetzt wirkende Applikationen umzuändern.

Laienmedizin in den eine allgemeine Bildung anstrebenden Werken der Enzyklopädisten. CORNELIUS CELSUS, berühmt durch die geschichtliche Einleitung zu seinem Buche „de medicina", in welchem sich große Unparteilichkeit und praktischer Sinn offenbaren und Mitteilungen über medizinische Kenntnisse zu finden sind, die die Hippokratiker noch nicht besaßen (Blutstillung). *(Um Christi Geburt)*

THESSALOS aus Tralles trennt zum ersten Male scharf die akuten von den chronischen Krankheiten. PLINIUS d. Ä. (23/24—79 n. Chr.), bekannt wegen seiner kritischen Betrachtung der Schulmedizin. Seine Naturgeschichte ist die wichtigste Quelle zur Kenntnis der antiken *Volksheilkunde.* *(Mitte des 1. Jh. n. Chr.)*

Aufschwung der *Pharmakologie.* DIOSKURIDES, dessen fünf Bücher *ὑλικά* bis in die Neuzeit hinein, besonders von den Arabern, benutzt wurden; genaue Pflanzenbeschreibung. *(1. Jh. n. Chr.)*

Blütezeit der Methodiker. SORANOS ihr Hauptvertreter. Sehr tüchtiger Kenner der Geburtshilfe und Gynäkologie. Seine berühmte Schrift *γυναικεῖα*; ein anderes Werk desselben *περὶ ὀξέων καὶ χρονίων παθῶν* (im 4./5. Jahrhundert von CAELIUS AURELIANUS lateinisch übersetzt und kommentiert) zeigt die von den Methodikern angewandte Einteilung der Krankheiten. *(1. und 2. Jh. n. Chr.)*

**3. Periode: Pneumatiker, Eklektiker, Galen und sein System.** Neben der Humoral- und Solidarbiologie und -pathologie tritt in der *pneumatischen Schule* das *dynamische Denken* stärker als bisher in den Vordergrund. Unter dem Eindruck der stoischen Philosophie bringen die Pneumatiker Kraft und Stoff in engsten Zusammenhang. Das Mittelding, in dem Kraft und Stoff zugleich wirken, ist das Pneuma, das gleichzeitig Gott und der Welt, der Seele und dem Körper angehört. Dem Menschen angeboren und mit der Atmung stets erneuert, durchdringt es mit dem Blut alle Organe und Gewebe, gibt dem Körper das vegetative und animalische Leben und trägt auch die seelischen Funktionen. Es ist das eigentlich Wirkende in den Säften und Qualitäten. Die Krankheiten bestehen letzten Endes in Anomalien des Pneumas. Sein Versagen bewirkt den Tod. Begründer der pneumatischen Schule ist ATHENAIOS aus Attaleia (zur Zeit des Kaisers CLAUDIUS). *(Etwa 100—400 n. Chr.)* *(41—54 n. Chr.)*

Die Bestrebungen, die reine Erfahrungsmedizin mit der wissenschaftlichen Medizin zu versöhnen, führen zum *Eklektizismus;* er wählt aus den verschiedenen Anschauungen der Humoralpathologen, Solidarpathologen und Pneumatiker das Geeignete aus, um daraus ein für alles passendes System aufzubauen.

Berühmte Ärzte dieser Periode sind: ARCHIGENES, RUFUS (berühmter Anatom, besonderes Werk über den Puls), ARETAIOS, ein ethisch besonders hochstehender Arzt (musterhafte klinische Krankheitsbeschreibungen, pathologisch-anatomische Beobachtungen, Kenntnis der gekreuzten Lähmungen). *(2./3. Jh. n. Chr.)*

*Blüte der Chirurgie.* ANTYLLOS. Blutstillung durch Torsion, Ligatur bzw. Glüheisen. Trepanation, Herniotomie, Laryngotomie, Behandlung des Aneurysmas durch Unterbindung der Arterie oberhalb und unterhalb des Sackes und seine Öffnung und Ausräumung. Resektion des Unterkiefers, von Teilen des Oberkiefers, Amputatio mammae wegen Krebs, Starstich mit Depression der Linse, Intubation des Kehlkopfes. *Sporthygiene.*

Das umfassendste und gründlichste, aber auch vielseitigste System, welches länger als ein Jahrtausend die Welt beherrschen sollte, schuf GALENOS (129 bis

199 n. Chr.), geboren in Pergamon, Arzt an der dortigen Gladiatorenschule, später in Rom, Zeitgenosse der Kaiser ANTONINUS PIUS (138—161 n. Chr.) und MARC AUREL (161—180 n. Chr.). GALEN war sehr belesen und schriftstellerisch ungemein fruchtbar (gegen 500 Schriften). Der Wert und Nutzen seines Systems wird wesentlich beeinträchtigt durch eine zu stark hervortretende Teleologie. Er verbindet mit derselben monotheistische Ideen. Das erleichtert seine Rezeption durch das christliche Mittelalter.

Er erklärte die Anatomie und Physiologie für die Grundpfeiler der Medizin und förderte wesentlich die experimentelle Physiologie und Pathologie (Nervendurchtrennungen, Beobachtung der Atmung und des Herzschlages am lebenden Tier). Sektionen menschlicher Leichen wurden um diese Zeit nur ganz ausnahmsweise gemacht, waren aber, wie einzelne pathologische Befunde (Zottenherz) zeigen, nicht ganz aus der Mode gekommen. GALEN hat die Anatomie nur an Tieren studiert, besonders an Schweinen und Affen. Trotzdem ist vieles fortschrittlich, vor allem in der Kenntnis des Nervensystems (Hirnnerven). Die Anschauung, daß in den Arterien auch Blut fließt und nicht nur Pneuma enthalten ist, wird zur definitiven Anerkennung gebracht. Die von GALEN formulierte *Lehre von der Blutbewegung* und den drei Digestionen sollte bis ins 17. Jahrhundert hinein maßgebend bleiben: Aus der aufgenommenen Nahrung entsteht im Magendarmkanal bei der sog. *ersten* Digestion zunächst der Speisebrei (Chylos); dieser gelangt durch das Pfortadersystem zur Leber. Hier geht, nachdem die Milz die verunreinigenden Bestandteile an sich gezogen und zu schwarzer Galle verarbeitet hat, unter Vermittlung des vegetativen Pneumas die *zweite* Digestion vor sich, d. h. die Umwandlung des Chylus in „Blut" als Gemisch sämtlicher Kardinalsäfte. Das Blut gelangt alsdann zum Teil direkt in den Körper, zum Teil in das rechte Herz. Hier wird es unter dem Einfluß der eingepflanzten Wärme gereinigt und gibt seine Rückstände als „Ruß" durch die Lungenschlagader an die Lungen und damit bei der Ausatmung an die Außenluft ab. Gleichzeitig geht ein Teil des Blutes durch dasselbe Gefäß zu den Lungen und dient zur Ernährung derselben. Der andere Teil dringt durch feine Poren von denen sich GALEN die Herzscheidewand durchbohrt dachte, in das linke Herz hinüber. Hier wird das Blut mit dem Pneuma vermischt, welches mit der Einatmung aus der Außenluft aufgenommen und durch die Lungenvenen in das linke Herz transportiert wird. Von dort aus wird das mit dem Pneuma gemischte Blut durch die Hauptschlagader in den ganzen Körper getrieben. In den Organen und Geweben vollzieht sich alsdann die *dritte* Digestion; bei ihr entstehen aus dem Blut die geformten Gebilde des Körpers. Bei jeder der drei Digestionen bildet sich ein überschüssiges Exkret, welches den Körper verläßt, bei der ersten der Stuhl, der zweiten der Harn und bei der dritten der Schweiß.
Der Körper besteht wie bei den Hippokratikern aus den vier Elementen, welche die festen Bestandteile und die vier Säfte des Körpers aufbauen. Belebt wird er durch die Seele. Sie wirkt in den drei Arten des Pneumas ($\pi\nu\varepsilon\tilde{\upsilon}\mu\alpha$ $\psi\upsilon\chi\iota\varkappa\acute{o}\nu$, $\zeta\omega\tau\iota\varkappa\acute{o}\nu$, $\varphi\upsilon\sigma\iota\varkappa\acute{o}\nu$ mit dem Sitz im Gehirn, im Herz und in der Leber), als Träger der seelischen, animalischen und vegetativen Funktionen. Daneben besitzen die Organe noch spezielle Kräfte für ihre Sonderaufgaben.
Die krankhaften Veränderungen sind nur stärkere Abweichungen von der physiologischen Norm, wie sie in geringem Grade bereits in den verschiedenen Temperamenten des Menschen (durch Vorwiegen des einen oder anderen Kardinalsaftes) bestehen. In der *Temperamentenlehre* (Begriff des Sanguinikers, Phlegmatikers, Cholerikers, Melancholikers) birgt sich der Gedanke von der *Krankheitsdisposition*. Die Krankheiten bestehen im Überwiegen dieser oder jener Elementarqualität, in quantitativen und qualitativen Veränderungen der Säfte (darunter der Fäulnis, *Sepsis*) im Sinne der hippokratischen Humoralpathologie, ferner in Störungen der Spannungen in den Geweben im Sinne der Methodiker, in Störungen des Pneumas im Sinne der Pneumatiker und schließlich in primären körperlichen und seelischen funktionellen Störungen und in Abweichungen der Organe bezüglich Lage, Umfang, Bau, Zahl usw.
GALEN hat große Verdienste um die *Arzneimittellehre* durch den Versuch, die theoretischen Grundlagen ihrer Wirkung und Dosierung zu finden. Prinzip: Behandlung mit Mitteln, die am Körper andere Erscheinungen hervorrufen, als sie in den Symptomen der Krankheit gegeben sind, später „Allopathie" genannt. Dogmatismus kombiniert mit hoher individualisierender ärztlicher Kunst. Hochstehende Diätetik und Hygiene. Scharfe logische Durchdenkung der Heilkunde. Höchste Verehrung für HIPPOKRATES. Bewußte *Hippokratesrenaissance*. Bei allen Vorzügen finden sich im Ethischen und auch sonst leichte Anzeichen der Dekadenz (astrologischer Einschlag).
*Bunte Zusammenwürfelung des ärztlichen Standes* in der Weltstadt Rom. Sklavenärzte. Hebung der sozialen Stellung der eingewanderten griechischen Ärzte durch Verleihung des Bürgerrechtes an die Ausländer durch JULIUS CÄSAR (46 v. Chr.). Das alte Vorurteil des römischen Vollbürgers gegen den ärztlichen Beruf wird aufgegeben. GALEN hält für die Vor-

bildung des wirklichen Arztes die „freien" Künste (artes liberales) für notwendig. Einseitiges Spezialistentum. Viele unlautere Elemente und Kurpfuscher. Keine soziale Medizin. Fehlen der ärztlichen Versorgung des unbemittelten Bürgers in öffentlichen Krankenhäusern. Unterricht in der Medizin ist Privatsache; daneben gibt es staatlich privilegierte Lehrer der Heilkunde mit öffentlichen Hörsälen, hochschulartige Einrichtungen in der Kaiserzeit mit einer gewissen Ähnlichkeit mit den späteren Universitäten. Keine Examina, aber amtliche Anerkennung tüchtiger Fachvertreter als Gemeindeärzte (Archiatri populares), Hofärzte (Archiatri palatini), Militär- und Flottenärzte, die das ärztliche Beamtentum repräsentieren. Angesehene Stellung der tüchtigen Hebammen, deren Wirkungskreis dem der modernen *Ärztinnen* entspricht und die gelegentlich auch als solche bezeichnet werden (ἰατρῖναι, feminae medicae).

*Abstieg der griechisch-römischen Kultur, zunehmende Dekadenzerscheinungen in der Heilkunde.*   200—400 n. Chr.

Neuplatonismus und Neupythagoräismus verwischen die Grenze zwischen der sinnlichen und übersinnlichen Welt und eröffnen der Unkritik uferlose Möglichkeiten. Astrologie, Magie und Traumdeutung werden medizinisch verwertet.

## 11. Die Heilkunde im germanisch-keltischen Altertum

Um 2000 v. Chr. wachsen im Norden Europas indogermanische Stämme zu einer Einheit zusammen. Sie bildeten das hochkultivierte, schlichte und naturnahe Bauernvolk der Germanen mit starkem Schöpferdrang und eigenartiger, in sich vollendeter Kunst. Ähnliche kulturelle Zustände bei den Kelten.   von etwa 2000 v. Chr. bis 400 n. Chr.

*Quellen* zur Kenntnis der altgermanischen Heilkunde sind neben prähistorischen Funden und Ausgrabungen und den Berichten römischer Feldherren und Schriftsteller, vor allem des JULIUS CÄSAR und TACITUS, die Volksrechte, die alten norwegisch-isländischen Eddalieder und die isländischen Sagas, die ähnlich wie die homerischen Epen eine Kultur schildern, die weit höher heraufgeht als die Zeit ihrer Entstehung.

Die *Heilkunde der alten Germanen* ist im wesentlichen charakterisiert durch eine auf Beobachtung gestützte ärztliche Erfahrung in kultischer Fassung, einer animistisch-dämonistischen Weltanschauung, wie sie der frühen Medizin der anderen Kulturvölker der Alten Welt entspricht. Bemerkenswert ist die Kenntnis der heimatlichen Heilpflanzen, der gesunde Blick für einzelne, besonders hervorstehende Krankheitssymptome und der beachtliche Stand der *Chirurgie* (gute Kenntnis in der Behandlung der Wunden, Frakturen und Luxationen; Refraktion bei schlecht geheiltem Knochenbruch; Trepanation; Amputation als Strafe bekannt; Prothesen; forensische Begutachtung von Verletzungen; Kaiserschnitt fraglich). Charakteristisch sind die prophylaktische und therapeutische Verwendung von Runenzeichen (Alprunen gegen den Alp, Schutzrunen für Gebärende, Holz- und Astrunen gegen Fieber und Gicht, Runen im Trinkhorn als Schutz vor Vergiftung) und die Vorliebe für die Benutzung von warmen und anderen heilkräftigen Quellen.

Erinnerung an alte Heilanzeigen und -methoden in deutschen Pflanzennamen, wie Beifuß, Lendenwurz, usw.

Die kultische Medizin liegt in den Händen der Priester. Die am Kult beteiligten Frauen sind als Heilerinnen sehr angesehen. Daneben gibt es Empiriker (u. a. Tierzüchter, Hirten, Schmiede) als frei praktizierende Ärzte.

Hochstehendes ärztliches Ethos. Bestrafung der Fruchtabtreibung. Unterricht in der Heilkunde wohl nach dem Vorbild des Handwerkes durch erfahrene Praktiker aus der Familie oder dem Freundeskreis. Die erste Wundversorgung auf dem Schlachtfelde leisten die oft in der Heilkunde gut erfahrenen Frauen und Mütter, die Weiterbehandlung ausgebildete Ärzte.

Ähnlichkeit zwischen germanischen (Merseburger) Zaubersprüchen und altindischen Heilsprüchen.

Bei den *Kelten* bietet die Medizin ein ähnliches Bild wie bei den Germanen. Bei ihnen gilt die Mistel als Panazee.

410
Eroberung
Roms durch
die West-
goten
Die Bekanntschaft mit der antiken Medizin wird den Germanen und Gallokelten von den römischen Militärärzten, die auf den Eroberungszügen nach dem Norden kamen, und später durch das eigene siegreiche Betreten des italienischen Bodens vermittelt.

Etwa
400—1500

# C. Die Heilkunde des Mittelalters

*Allgemeine Charakteristik der mittelalterlichen Medizin:* Gleichmäßigkeit der tragenden Ideen ohne wesentliche nationale Färbung, wie sie die Medizin der Neuzeit, vor allem seit der Bildung der Territorialstaaten, zeigt. Starke Durchdringung von Volks- und wissenschaftlicher Medizin. Starke Abhängigkeit vom Weltanschaulichen, speziell von der religiösen Weltanschauung. Besondere Zähigkeit der Tradition. Überwiegendes Interesse der Gelehrten für den geisteswissenschaftlichen Anteil der Medizin. Erst in den späteren Jahrhunderten Erwachen des Verständnisses für die induktive Forschung aus der Erfahrung und dem Experiment. Wichtigste *selbständige Leistungen:* Erste Anfänge der systematischen anatomischen Lehre und Forschung an der menschlichen Leiche. Klare Erfassung der Infektion als Krankheitsursache und neuer Krankheitsbilder (Syphilis). Systematische Bekämpfung der Epidemien und andere große Fortschritte in der privaten und öffentlichen Hygiene. Neue Medikamente, darunter der Alkohol. Bedeutsame Entwicklung der Chirurgie. Erste Konstruktion der Brille. Schaffung des modernen Krankenhauses. Anfänge einer sozialen Medizin für alle Bevölkerungsschichten, während die antiken Ärzte nur für die oberen Klassen wirkten und lehrten. Weiterentwicklung der ärztlichen Ethik. Einführung eines systematischen Unterrichtes und behördlicher Prüfungen. Schaffung eines vom Staat anerkannten, vom Pfuscher geschiedenen Ärztestandes.

Etwa
400—1453

## 1. Die Heilkunde im byzantinischen Kulturkreis

Kaiser KONSTANTIN (323—337). Konstantinopel, das altgriechische Byzanz, wird Reichshauptstadt (330), das Christentum Staatsreligion. In den nächsten Jahrhunderten politische Orientierung nach dem Westen mit der Tendenz der Wiedervereinigung des 395 zerfallenen römischen Weltreichs.

Die Medizin der Byzantiner stellt einen in das Mittelalter hineinragenden Ausläufer der antiken Heilkunde dar und ist nach dem heutigen Stand der Forschung wesentlich konservativ ohne neue Gedanken. Hauptvorzug: Erhaltung der wichtigsten antiken Quellen durch die griechische Muttersprache, systematische Ordnung des überlieferten Stoffes, hervorragende Krankenhäuser.
370—379 Vorbildlich die von dem Bischof BASILIUS in Caesarea gegründete große Anstalt mit universalen Aufgaben (Pflege von Armen, Pilgern, Siechen, Kranken, Wöchnerinnen) und das in Betrieb und Einrichtung (50 Betten, spezialisierte Ab1163teilungen, Ambulanz) ganz moderne Krankenhaus des Klosters des Pantokrator in Konstantinopel.

Am wichtigsten für die wissenschaftliche Überlieferung sind der Enzyklopädist OREIBASIOS, der Leibarzt des Kaisers JULIANOS APOSTATA (332—363), ferner AËTIOS aus Amida (6. Jh.) und ALEXANDER aus Tralles (525—605), ersterer als vielseitiger Enzyklopädist, letzterer als Praktiker mit selbständigen Beobachtungen bemerkenswert. In der medizinischen Literatur setzt sich allmählich der christliche Gedanke durch.

Kaiser JUSTINIAN I. (527—567). In seiner Lebenszeit „Pest des Justinian". Blüte von Byzanz. Rechtliche Regelung der Belange der Medizin und des ärztlichen Standes in den Rechtsversammlungen und Gesetzen JUSTINIANS (Römisches Recht).

Kaiser HERAKLIOS I. (610—641). Verlegung des Schwerpunktes der Politik nach dem Osten. **7. Jh.** Allmählich innerer und äußerer Verfall von Byzanz. Siegreiches Vordringen der Araber.

PAULOS aus Ägina, Zeitgenosse Kaiser HERAKLIOS I., hervorragend als Chirurg und Geburtshelfer, wichtig für die Überleitung der griechischen Medizin, namentlich der Geburtshilfe, an die Araber.

Von jetzt an zunehmende Durchdringung der byzantinischen Medizin mit arabischen Elementen.

Alexandria fällt in die Hände der Araber. **641**

Versandung der autochthonen byzantinischen Medizin. Von den meist unbedeutenden Autoren sind bemerkenswert: NIKOLAOS MYREPSOS (Pharmakologie) **13. Jh.** und JOANNES AKTUARIOS (Urologie).

Einnahme Konstantinopels durch die Türken. **1453**

## 2. Arabische Heilkunde

**Etwa 600—1492**

Gründung des neupersischen Reiches durch die Sassaniden (226). MOHAMMED (geb. 571). Flucht des Propheten von Mekka nach Medina (622). OMARS Kalifat (634—644). Ausdehnung der arabischen Herrschaft über Persien, Syrien, Palästina und Ägypten.

*Allgemeine Charakterisierung der arabischen Medizin:* Für ein abschließendes Urteil ist sie noch ungenügend, da zum großen Teil nur nach korrumpierten, lateinischen Übersetzungen durchforscht. Keine grundlegend neuen Theorien und wenig neue Entdeckungen. In Einzelheiten der Physik, Chemie, Arzneimittellehre und auch auf anderen Gebieten selbständige Leistungen (z. B. Embryologie bei AVICENNA, Lehre vom kleinen Blutkreislauf bei IBN AN-NAFIS, Verbesserung der Staroperationstechnik durch Ansaugen der Linse). Die wichtigste Rolle der arabischen Autoren in der Medizingeschichte ist die Erhaltung des Erbes der Alten zu einer Zeit, in der das Abendland dazu nicht imstande war. *Hauptleistung:* Hervorragende systematische Ordnung des Materials in logisch scharfer Durchdenkung, in der Lehrdarstellung den Griechen manchmal überlegen. Nachteil: die Überbewertung der dialektischen Spekulation vor der Erfahrung führt gelegentlich zu ungünstiger Beeinflussung, z. B. in der Urologie, der Pulslehre u. ä.

*Wurzeln der arabischen Medizin:* Nach der Eroberung persischen und syrischen Bodens Aufnahme ursprünglich griechischer Heilkunde, vor allem aus *syrischen* Übersetzungen in den christlich-persischen Schulen von Nisibis und Gondisapur. Sie empfingen besonders starke Einflüsse von der aus dem byzantinischen Reich vertriebenen und von den Persern aufgenommenen christlichen Sekte der Nestorianer, welche vorher unter anderem bis 489 in Edessa gewirkt hatte und ihre Missionen später bis in den fernsten Osten ausdehnte, was eine Rezeption der griechischen Medizin in China zur Folge gehabt haben dürfte. Auch jüdische Schulen und jüdische Gelehrte wirken als Übersetzer mit. Später werden auch indische und ägyptische Elemente in die arabische Medizin aufgenommen.

**1. Periode: Rezeption der griechischen Medizin.** 711 Errichtung der arabischen Herrschaft **Etwa** in Spanien. Arabisches Weltreich. 763 Bagdad Hauptstadt im Osten des Reiches unter den **700—900** Abbassiden. 786 bis 809 glänzende Regierung HARUN AL RASCHIDS.

Im jungen arabischen Reich werden Damaskus, die Hauptstadt der Omaijaden, Basra und Kufa im alten Tigrisgebiet, später Antiochien, wohin die alte Schule von Alexandria verlegt wird, und im 9. Jahrhundert Harran in Obermesopotamien, endlich Bagdad selbst die Hauptzentren der Übersetzertätigkeit, des wissenschaftlichen Lebens und der medizinisch-philosophischen Schulen, denen vielfach gut ausgestattete Krankenhäuser für die praktische Seite des Unterrichts zur Verfügung stehen.

Die wichtigsten Autoren als Übersetzer und Verfasser selbständiger Werke aus dieser Zeit sind die Christen DSCHĪBRĀ'ĪL IBN BAKHTĪSCHU' (GABRIEL BACHTISCHUA), Leibarzt HĀRŪN AL RASCHĪDS, JŪHANNĀ IBN MĀSAWAIH (JOHANNES MESUË D. ÄLTERE) (gest. 857), ḤUNAIN IBN ISḤĀQ (JOHANNITIUS) (gest. 873) und der Muslim ABŪ JUSŪF JA'QŪB IBN ISḤAQ AL KINDI (ALKINDUS) (gest. nach 870).

<table>
<tr><td>Etwa<br>900—1150</td><td>

**2. Periode: Größere Selbständigkeit und Blüte der arabischen Medizin.** Neben dem allmählich in seinem Glanz verblassenden Bagdad bilden sich immer mehr nach Selbständigkeit ringende Statthalterschaften und Nebenkalifate aus, deren Inhaber sich bemühen, es in der Förderung der Wissenschaft und Kunst den Hauptkalifen gleichzutun. So erwachsen auch der Medizin in der Mitte und im Westen neue Zentren der Forschung und des Unterrichtes. 938—1030 Sultan MAHMUD. Indien kommt unter arabische Herrschaft. 969 Kalifat der Fatimiden in Ägypten. Hauptstadt Kairo.

</td></tr>
</table>

*Im Osten des Reiches:* ABU BEKR MUHAMMED IBN ZAKARIA (RAZES) (gest. 925), der „größte Kliniker des Mittelalters". Gute Krankengeschichten mit eigenen Beobachtungen. Spezialschrift über Masern und Pocken. 'ALĪ 'ABBĀS (10. Jh.), Verfasser des al Maliki in 10 theoretischen und 10 praktischen Büchern, fortschrittliche, später als Dispositio regalis ins Latein übersetzte, vielbenutzte Gesamtdarstellung der Medizin. 'ALĪ IBN SĪNĀ (AVICENNA) (gest. 1038), Verfasser des weltberühmten Kanons der Medizin, einer in der Hauptsache an GALEN angelehnten großartig konzipierten Gesamtdarstellung der Heilkunde, die über 'ALĪ 'ABBĀS hinausgeht und in lateinischer Übersetzung die medizinische Literatur des Mittelalters und der ersten Jahrhunderte der Neuzeit autoritativ beherrscht.

*Auf ägyptisch-afrikanischem Boden:* ABŪ JA'QŪB ISḤĀQ IBN SULAIMĀN AL ISRĀ'ILĪ (ISAAK JUDAEUS) (gest. Ende des 10. Jh.). Wichtige Schriften über Diät, Fieberlehre, Urin.

*In Spanien,* wo im 10. Jahrhundert Cordoba unter dem Kalifat der Omaijaden blühte: ABŪ'L QASĪM (ABULKASIM) (gest. 1013 oder später). Führender Chirurg. Verfasser des Altasrif. Die blutscheue arabische Wundarzneikunst mit Bevorzugung des Glüheisens stützt sich vorwiegend auf PAULOS aus Ägina, gibt aber auch selbständige Beobachtungen.

<table>
<tr><td>Etwa<br>1150—1492</td><td>

**3. Periode: Allmählicher Niedergang der arabischen Medizin.** Langsam einsetzender, dann schnell fortschreitender politischer und kultureller Zerfall des arabischen Weltreiches. Im Osten früher als im Westen. 1258 Eroberung Bagdads durch die Mongolen. 1492 Eroberung des letzten maurischen Reiches (Granada) durch die christlichen Spanier.

</td></tr>
</table>

Auf spanischem Boden bzw. im spanischen Kulturkreis wirken noch bedeutende Autoren:

ABŪ MARWĀN IBN ZUHR (AVENZOAR) (gest. 1162). Selbständiger Praktiker. Gute Krankheitsbeschreibungen. Hippokratische Therapie. IBN RUSCHD (AVERROËS) (gest. 1198). Philosophische Durchdringung der Medizin. Größte Bedeutung für die Tradition des ARISTOTELES.

RABBI MŪSĀ BEN MAIMŪN (MAIMONIDES) (gest. 1204). Hervorragender Praktiker und Theoretiker. Giftlehre. Diätetik. Hygiene.

IBN AL BAITĀR (gest. 1248). Neue Beiträge zur Arzneimittellehre.

IBN AN-NAFĪS (gest. 1288). Erste Erwähnung des kleinen Kreislaufs (Bewegung des Blutes vom rechten Herzen durch die Lunge zum linken Herzen beschrieben). Der Historiker der arabischen Medizin ist IBN ABĪ USAIBI'A aus Damaskus (gest. 1269).

Der Geschichtsschreiber IBN CHALDUN (gest. 1406) beschreibt die Symptome der Schlafkrankheit, an der 1373/74 ein Sultan starb, mit unverkennbarer Naturtreue.

# 3. Das Abendland



## a) Das frühe Mittelalter

Einheitlichkeit der mittelalterlichen Weltanschauung. Gleichförmigkeit des in erster Linie unter dem Einfluß der Theologie stehenden Lebensgefühls. Führend überall Klerus und Klöster.

Wenn auch das Laienelement nie ganz ausstirbt, überwiegen doch die Priester und Mönche, sowohl in der ärztlichen Praxis, wo die rein empirisch gebildeten „Volksärzte" mit ihnen kaum konkurrieren können, als in der wissenschaftlichen Arbeit der Tradition und im Lehramt. Betonung der Notwendigkeit der Pflege der Medizin im Benediktinerorden (CASSIODOR, gest. 575).

**1. Periode: Ausklang der antiken Medizin.** ODOAKER wird Herrscher in Italien (476). THEODERICH gründet das Ostgotenreich in Italien (493—526). Hauptstadt Ravenna. Sorge für die Erhaltung der römischen Kultur und friedliches Zusammenleben von Römern und Goten. Um 673—754 BONIFATIUS, Apostel der Deutschen.



Tradition der antiken Medizin in meist dürftigen lateinischen Übersetzungen und Bearbeitungen. Rezeption dieser Reste griechisch-römischer Heilkunde durch das germanische und gallo-keltische Abendland.

Hervorragend der erwähnte Bearbeiter des *Soran* CAELIUS AURELIANUS. Um dieselbe Zeit etwa das später vielbenutzte Kräuterbuch des angeblichen APULEIUS.

Aus den Restbeständen dieser und anderer antiker Autoren werden unter Aufnahme volksmedizinischer Anschauungen der eigenen Heimat kurze, für den praktischen Gebrauch bestimmte Schriften (Rezeptarien und Antidotarien) zusammengestellt.

MARCELLUS EMPIRICUS aus Bordeaux (de medicamentis; um 410), ANTHIMUS (Nahrungsdiätetik; um 515).

Bei den Goten und vor allem in Süditalien entstehen lateinische Übersetzungen älterer (HIPPOKRATES, GALEN u. a., auch pseudohippokratischer Schriften) und jüngerer griechischer Autoren (OREIBASIOS, ALEXANDER aus Tralles), ferner als wichtige Grundlage des Hebammenunterrichts eine unter dem Namen *Muscio* gehende lateinische Bearbeitung der Gynäkologie SORANs, Sammelwerke, wie die „Concordantia Ippocratis, Galieni et Suriani" und der „Passionarius Galeni" unter dem latinisierten langobardischen Namen GARIOPONTUS (Ende des 7. oder Anfang des 8. Jh.).

Medizinisches in den eine allgemeine Bildung vermittelnden Enzyklopädien (ISIDOR von Sevilla). Berücksichtigung ärztlicher Gesichtspunkte und Standesfragen in den altgermanischen Stammesrechten.



**2. Periode: Karolingische Medizin.** KARL D. GR. (768—814). HEINRICH I. (919—936). Begründung des deutschen Reiches. 962 Erneuerung der römischen Kaiserwürde durch OTTO D. GR. (Heiliges römisches Reich deutscher Nation). Karolingische Renaissance. Ausgedehnte Kopistentätigkeit. Wertvolle Handschriften. Bedeutung der Klosterschulen (Fulda, Reichenau, St. Gallen, Chartres, Tours usw.) für die allgemeine und medizinische Bildung. Anbau von Medizinalpflanzen in den Klostergärten.



Die medizinischen Werke geben in der Hauptsache zwar fast nur vorhandenes Wissen weiter, gewinnen aber an innerem Gehalt und tragen zum Teil einen Hauch von Selbständigkeit an sich.

Die Medizin erscheint als Teilgebiet der „Physica" in den Enzyklopädien, z. B. bei HRABANUS MAURUS (gest. 856). Lehrgedicht des WALAFRID STRABO (gest. 849) über die Heilkräuter seines Klostergartens.

Entstehung der *abendländischen Form des Krankenhauses* im Zusammenhang mit klösterlichen Instituten. Priesterärzte und empirisch gebildete „Volksärzte".

Etwa
1050—1300

## b) Das hohe Mittelalter

Das Laienelement tritt als kulturbestimmender Faktor vor allem seit der Mitte des 12. Jahrhunderts neben die Geistlichkeit. Das Bildungsideal ist erst mehr höfisch-ritterlich, nachher auch bürgerlich. Stärkere Differenzierung im Geistesleben gegenüber dem frühen Mittelalter. 1096—1270 Zeitalter der Kreuzzüge. 1130 Normannenherzog Roger König von Sizilien. Rezeption des römischen Rechtes.

In der Tradition und der Weiterentwicklung der Heilkunde übernimmt das Laienelement die Führung, wenn auch bei beiden Geistliche noch länger mitwirken und der religiöse Einschlag der Medizin sich erhält. Gelehrtes medizinisches Schrifttum der hl. Hildegard von Bingen (gest. 1179), bemerkenswert durch seine deutschen volksmedizinischen Elemente. Päpstliche Verbote der praktischen Ausübung der Medizin durch Geistliche.

Etwa
1050—1200

**1. Periode:** *Hauptbildungsstätten der künftigen Ärzte sind medizinische Hochschulen.*
An ihnen steht die Praxis im Vordergrund des Unterrichtes und der literarischen Produktion. *Salernische Heilkunde*, charakterisiert durch eine literarische Produktion, der die schon im Anfang des 10. Jahrhunderts angesehene medizinische *Schule von Salerno* Namen und Einheitlichkeit gibt. Unmittelbare Anknüpfung dieser Literatur an antikes Wissen, das sich gerade in Unteritalien erhalten hat. Hippokratische Auffassung. Gesunde Empirie. Erneute Pflege der Anatomie und Chirurgie.

Um 1050

Konstantin von Afrika (gest. 1087) vermittelt den Salernern die Kenntnis der arabischen Medizin.
Erstmalige Destillation des reinen Alkohols in Italien.

1140

Einführung der ärztlichen Prüfung durch König Roger von Sizilien.
Höchste Blüte von Salerno im 12. Jahrhundert. Echte medizinische Wissenschaft in Vereinigung von Theorie und Praxis. Zu nennen vor allem: Johannes Afflatius, der Schüler Konstantins, Petrus Musandinus (Krankendiät), die anonyme Pharmakologie Circa instans, die feinen Köpfe Maurus und Urso, der Chirurg Roger Frugardi.

*Heilkunde von Montpellier.* Erste Erwähnung der dortigen Hochschule 1137. Erst an der Wende des 13. zum 14. Jahrhundert erreicht die Schule ihre Glanzzeit und zählt berühmte Namen zu ihren Lehrern: Bernhard von Gordon (etwa 1285—1310).

Etwa
1150—1300

**2. Periode:** *Beginn des Zeitalters der scholastischen Medizin.* Die Universitäten gewinnen als Lehranstalten allgemeine Verbreitung und Bedeutung. Die scholastische Methode beherrscht die Katheder, der arabisierte Aristoteles die Philosophie. Bemerkenswerter Universalismus und zum Teil hochstehendes naturwissenschaftliches und induktiv erworbenes Wissen der scholastischen Autoren.
Vinzenz von Beauvais (gest. 1264), Thomas von Aquin (gest. 1274), Albertus Magnus von Bollstädt (gest. 1280), Roger Bacon (gest. um 1294), Friedrich II., der Staufer (1212—1250).

Die im Laufe des 12. Jahrhunderts entstandenen *Übersetzerschulen* (wichtig vor allem Toledo mit Gerhard von Cremona; gest. 1187) hatten die mittelalterliche medizinische Welt vor ein kaum übersehbares Material neu erschlossener arabischer und damit griechischer Quellen gestellt. Das Verständnis dieser Wissenschaft erschließt die schulmäßig-logische, d. h. scholastische Behandlung des Stoffes. Versuch der spekulativen Erfassung der naturwissenschaftlichen und medizinischen Probleme. Galen wird, durch Avicenna in arabischem Gewand kodifiziert, die absolute medizinische Autorität. Geisteswissenschaftliche Durchdringung der Medizin, aber auch Schematisierung am Krankenbett, besonders bei inneren Krankheiten übertriebene Harnschau, Pulsbewertung und Anwendung vom Aderlaß, medikamentöse Polypragmasie.

Gesundheitslehre in Versen als sog. *Regimen Salernitanum* zusammengefaßt. Um 1300
Tüchtige Chirurgen: UGO BORGOGNONI (gest. vor 1258) erkennt die Bedeutung der prima intentio der Wundheilung; praktische Versuche der Narkose mit sog. Schlafschwämmen. WILHELM von Saliceto (gest. um 1280), wertvolle chirurgische Kasuistik. LANFRANCHI (gest. vor 1306).
Seit dem Anfang des 13. Jahrhunderts wird der Unterricht in der Heilkunde aus seiner Isolierung an besonderen Schulen herausgehoben und in die *medizinischen Fakultäten* der in den meisten Ländern entstehenden Universitäten verlegt: Bologna (12. Jh.), Padua (1222), Neapel (1224), Paris (um 1200), Oxford (13. Jh.), Prag (1348), Wien (1365), Heidelberg (1386), Leipzig (1409) u. a. Die Hauptlehrmethode ist die scholastische.
Medizinalordnung FRIEDRICH II. Anerkennung des anatomischen Unterrichts als unentbehrlichen Bestandteiles der medizinischen Ausbildung. Einführung eines praktischen Jahres durch die Verpflichtung, vor Aufnahme der selbständigen Tätigkeit ein Jahr unter Leitung eines älteren erfahrenen Arztes zu praktizieren. 1231

### c) Das ausgehende Mittelalter und die Renaissance der Medizin Etwa<br>1300—1543

Herbst des Mittelalters. Erwachen des neuzeitlichen Menschen. Anfänge des Humanismus in Italien. PETRARCA (gest. 1374). Nationale und individuelle Regungen setzen sich gegenüber der früheren Uniformität des Denkens immer mehr durch.
Pflege der Wissenschaften an den Höfen der weltlichen und geistlichen Fürsten, vor allem in Italien. Verhängnisvolles Anwachsen des Hexen- und Zauberglaubens. Zunehmende Bedeutung der Astrologie, Magie und Traumdeutung im öffentlichen und privaten Leben. Besonderes Interesse der Naturforscher und Fürsten für Alchimie und Okkultismus unter arabischem Einfluß. Blüte der Städte und des Bürgertums. 1347—1352 schwarzer Tod in Europa. Im 14. Jahrhundert Einführung der Schießpulverwaffen im Abendland. Um 1440 Erfindung der Buchdruckerkunst in Europa. 1492 Entdeckung Amerikas.

Die Form der lehrmäßigen Darstellung, wie sie die Scholastik gegeben hatte, bleibt zunächst erhalten. Es entstehen stark dialektisch gestaltete Gesamtdarstellungen der Medizin in Form der sog. Summen, dazu weitschweifige Kommentare, Konkordanzen und Konziliatoren zur Erläuterung, Ordnung und Ausgleichung des Überlieferten. Aber in diesen Werken verbergen sich manche Ergebnisse selbständiger Praxis, experimenteller und induktiver Forschung und Auflehnung gegen die autoritäre Überlieferung auf Grund besserer eigener Erfahrung. Hauptschriftsteller dieser Art sind:
TADDEO ALDEROTTI in Bologna (gest. 1303), PIETRO D'ABANO in Padua (gest. 1315), NICCOLO FALCUCCI in Florenz (gest. 1412), MICHAEL SAVONAROLA in Ferrara (gest. 1462), ANTONIO BENIVIENI in Florenz (gest. 1502).
Noch selbständiger sind die zum Teil von denselben, zum Teil von anderen Autoren geschriebenen und gesammelten Ratschläge für einzelne Krankheitsfälle, die sog. *Consilia* (GENTILE DA FOLIGNO; gest. 1348), und die individualisierenden *Gesundheitsregimina*.
Konstruktion der *ersten Brillen*. Um 1300
Der größte Arzt des Mittelalters und charakteristischste Vertreter dieser Medizin zwischen zwei Welten war der Spanier ARNALD von Villanova (gest. 1311): Enge Verbindung zwischen Volksglauben und Wissenschaft. Bestreben einer rationellen Gestaltung der Heilkunde im hippokratischen Sinne. Methodische Betonung der Notwendigkeit einer auf die klinische Erfahrung gestützten Behandlung. Ablehnung der Polypragmasie am Krankenbett. Astrologische Medizin, Traumdeutung für die medizinische Diagnose verwendet.

*Aufblühen der Anatomie:* Allmähliches Losreißen von der Tradition. Langsames Erwachen des anatomischen Blicks durch Schulung an systematischen Sektionen menschlicher Leichen.

1286 Sektion einer menschlichen Leiche zur Klärung des Seuchensterbens in Cremona.
1302 Erste nachweisbare gerichtsärztliche Sektion in Bologna. Als Sachverständiger fungiert u. a. der Arzt Bartolomeo da Varignana.
Henri de Mondeville (gest. um 1320): Bessere bildliche Organdarstellungen, Betonung des Wertes der Anatomie für die Chirurgie. Mondino de Luzzi (gest. 1326) Lehrbuch der Anatomie zum Teil schon auf eigene Sektionsbefunde gestützt.
Vorläufer Vesals: Alessandro Achillini (gest. 1512) (Einmündung des Gallenganges in das Duodenum, Hammer und Amboß im Mittelohr, Hymen); Giacomo Berengario da Carpi (gest. wahrscheinlich 1530) (Gießbeckenknorpel, Wurmfortsatz); Alessandro Benedetti da Legnano (gest. 1515) (Mündungen der sog. Bartholinschen Drüsen).

Erkennung der Infektion als Übertragungsmodus der epidemischen Krankheiten. Wirksame Seuchenprophylaxe, gesteigerte Pflege des öffentlichen Ge-
1377 sundheitswesens. Erste Quarantäne in der Stadt Reggio (Emilia).

*Aufschwung der Chirurgie:*
Guy de Chauliac (gest. um 1368); Jehan Yperman (gest. um 1330); Heinrich von Pfalzpeint (gest. um 1460). Bei ihm erstmalige Erwähnung der Schußwunden.
Ende des Plastische Operationen in den italienischen Chirurgenfamilien Branca und
15. Jh. Vianeo di Maida.
Der große Physiker Nikolaus von Cues (gest. 1464) weist auf den Nutzen der Bestimmung des spezifischen Gewichts von Blut und Harn und der wirklich exakten Beobachtung von Puls und Atmung hin.
1495—1500 *Erkennung der Syphilis* als Geschlechts- und Volkskrankheit.
1455—1458 Erste selbständige Geschichte der Medizin in Brieftform von Giovanni Tortelli.

Am Ausgang des Mittelalters ist als Abschluß des *medizinischen Studiums*, welches 4 bis 5 Jahre dauert und von der Bakkalaureatsprüfung unterbrochen wird, ein theoretisches *Examen zur Lizenz* allgemein eingeführt; dadurch unterscheidet sich der Arzt vom Pfuscher und handwerksmäßig ausgebildeten Empiriker, dem „Volksarzt“. Seit dem 13. Jahrhundert Einführung des durch einen besonderen Promotionsakt verliehenen Doktortitels, zunächst nur für die dozierenden Ärzte. Frauen spielen als „Ärztinnen“ eine untergeordnete Rolle, da sie die Universitäten nicht besuchen können. Die *Chirurgie* liegt fast ausschließlich in den Händen handwerksmäßig ausgebildeter, in Zünften vereinigter Chirurgen, Bader und Barbiere. An den Universitäten wissenschaftlich ausgebildete Chirurgen sind Ausnahmen, doch existiert in Paris eine vorzügliche Chirurgenschule nach Art einer medizinischen Fakultät, das *Collège de St. Côme.*
In der Tätigkeit der *Hebammen*, die sich auch auf die Gynäkologie und selbst auf operative Eingriffe (Kaiserschnitt an der Toten, manuelle Lokaltherapie, kleinere gynäkologische Operationen) erstreckt, und deren Ausbildung sich im Fortschreiten des Mittelalters wesentlich bessert, bereitet sich der Beruf der Ärztin vor.

# D. Neue Zeit

Etwa
1500—1700

## 1. Erste naturwissenschaftliche Periode der modernen Medizin

### Von Vesal bis zum Ausgang der Iatrochemie und Iatrophysik

Bildung der Territorialstaaten. Immer stärkeres Hervortreten des Nationalgefühls. Territoriale Universitäten und Bibliotheken. Hauptträger des geistigen Lebens bleiben zunächst noch in Deutschland (bis zum 30jährigen Krieg) die Städte. Daneben treten, vor allem in den anderen Ländern, aber auch in Deutschland, die Landesherren als Protektoren und Mäzene der Wissenschaften hervor. Ärzte, Naturforscher und Künstler häufig an Fürstenhöfen. Etwa von der Mitte des 16. Jahrhunderts an entwickelt sich aus der Renaissance das Barock.

Die Heilkunde ist charakterisiert durch die erstmalige entscheidende Bedeutung der Naturwissenschaften für ihre Entwicklung. *Der Aufschwung der Naturwissenschaften* geht hervor aus dem schon gegen Ende des Mittelalters mehr und mehr erwachenden Naturgefühl, gepaart mit der aus der Renaissance und dem Humanismus geborenen *Kritik* auf allen Gebieten der Wissenschaften. Vorbildlich auf dem Gebiete der Kritik für die Ärzte werden die Texteditionen der sog. *philologischen Mediziner:* NICCOLO LEONICENO (gest. 1524), THOMAS LINACRE (gest. 1524), JOHANN WINTHER VON ANDERNACH (gest. 1574), JOHANNES HAGENBUT (gest. 1558), ANUCE FOËS (gest. 1591) u. a. Dazu kommt die ohne Stütze der Autoritäten der klassischen Antike vor sich gehende Orientierung in dem durch die *neuentdeckten Erdteile* und das *heliozentrische System* geschaffenen neuen Weltbild und die Erkenntnis *neu beobachteter oder im Abendland neu auftretender Krankheiten* (Syphilis, Flecktyphus, englischer Schweiß). Individualismus auch im Suchen des Weges zu Gott.

Neben der vorherrschenden Auffassung der barocken Iatrochemie und Iatrophysik erhält sich eine geisteswissenschaftliche und metaphysisch-symbolische Grundstimmung. Sie trägt dazu bei, das ärztliche Denken vor der Versandung in einem engen Mechanismus zu bewahren und dem kommenden dynamischen Vitalismus den Boden zu bereiten.

Ursprünglich hauptsächlich auf italienischem Boden lokalisiert, breitet sich die geistes- und naturwissenschaftliche Bearbeitung der Medizin im Laufe der Zeit auch in den nordischen Ländern aus.

### a) Das Zeitalter der Begründung des modernen anatomischen Denkens

Etwa 1543—1628

#### *Von Vesal bis Harvey*

Die anatomischen Zeichnungen von LEONARDO DA VINCI (1452—1519) übertreffen alle bisher dagewesenen Kenntnisse vom menschlichen Körper. Begründung der heliozentrischen Lehre durch NICOLAUS COPERNICUS (1473—1543), der modernen wissenschaftlichen Botanik durch KONRAD GESNER (1516—1565) und LEONHARD FUCHS (gest. 1566), der Mineralogie durch GEORG AGRICOLA (BAUER) (gest. 1555).

In der Heilkunde macht sich die neue Forschungsmethode zunächst auf dem Gebiete der *Anatomie* geltend. Der Reformator derselben ist ANDREAS VESAL (geb. 1514 zu Brüssel, gest. 1564), von deutscher Abstammung (Wesel), im Alter von 23 Jahren als Professor der Anatomie und Chirurgie nach Padua berufen, dann in Basel, Brüssel, endlich in Spanien tätig.

1543 erscheint sein Hauptwerk: De corporis humani fabrica. Es bringt eine 1543 gründliche Revision der Galenschen Anatomie auf Grund der Studien an menschlichen Leichen und eine große Bereicherung der anatomischen Kenntnisse (Knochengefäße, Samenkanälchen, Schwangerschaftsveränderungen des Uterus usw.). An dem Irrtum GALENS, daß Blut aus dem rechten Herzen durch das Septum in den linken Ventrikel eintritt, hält VESAL noch fest, obwohl Poren im Septum von ihm nicht nachgewiesen werden.

Von anderen berufenen Anatomen seien erwähnt: GABRIELE FALLOPPIO (1523—1562) zu Padua (Entwicklung der Knochen, Felsenbein, Eileiter).

BARTOLOMEO EUSTACHI (1520—1574) (Niere, Gehörorgan, Gehirn).

GIULIO CESARE ARANZIO (1530—1589). Anatomie des Fetus; der nach ihm genannte Ductus venosus Arantii wurde schon (1564) von VESAL und von LEONARDO BOTALLO (promoviert 1530) beschrieben. ·

GEROLAMO FABRICIO AB AQUAPENDENTE (um 1530—1619) zu Padua [genauere Beschreibung der 1547 von GIAMBATTISTA CANANO (1515—1579) entdeckten Venenklappen].

ADRIAAN VAN DEN SPIEGHEL (1578—1625) zu Padua (Leber).

FELIX PLATTER (1536—1614) und CASPAR BAUHIN (1560—1624) in Basel.

In der *Pathologie* Bestrebungen zur Vertiefung der Kenntnis von den Krankheitsprozessen durch Erforschung der Todesursache bei der Leichenöffnung

(VOLCHER COITER; 1534—1600). JEAN FERNEL (1506/07—1558) stellt den programmatischen Satz auf, daß der Arzt die Anatomie kennen muß wie der Historiker den geographischen Schauplatz.

In der *inneren Medizin* machen sich ebenfalls fortschrittliche Bestrebungen geltend. Der größte Arzt seiner Zeit ist THEOPHRAST VON HOHENHEIM (PARACELSUS) (geb. 1494 zu Einsiedeln in der Schweiz, gest. 1541 in Salzburg).

1494—1541

Er wird zum Reformator der Medizin, indem er an die Stelle des stofflichen Denkens der von ihm restlos abgelehnten Humoralbiologie und -pathologie des Mittelalters eine chemisch-biologisch-dynamische Auffassung des Lebens und der Krankheit setzt. Das Leben beruht auf einem *dynamischen* Prinzip, dem Archeus. Seine normale Funktion bedeutet Gesundheit, seine anomale Funktion Krankheit. Es gibt 5 Krankheitssphären (Entia): Ens astrorum (kosmisch-klimatische Einflüsse), Ens veneni [Vergiftungen von innen (Autointoxikationen) und außen (Infektionskrankheiten und eigentliche Vergiftungen)], Ens naturale (konstitutionelle Leiden), Ens spirituale (psychisch verursachte Erkrankungen), Ens deale (göttliche Fügung). Förderung der Kenntnis der Gewerbekrankheiten und Neurosen. Unter dem Begriff der „tartarischen Krankheiten" verbergen sich moderne Symptomkomplexe der harnsauren und exsudativen Diathese. In jedem Arzneistoff steckt eine besonders wirksame Kraft (Lehre von den Arcana), welche spezifisch auf die Krankheit wirkt. Die Ergründung der Arcana ist die wichtigste Aufgabe des Arztes (Lehre von den Signaturen). PARACELSUS verachtet jeden Autoritätenglauben, vertraut nur der eigenen Erfahrung, ist ein Stürmer und Dränger, der es mit den meisten Menschen verdirbt, ein rastloser Gottsucher, der die Krankheit auch von ihrer metaphysischen Seite erfaßt und damit einen ungeheuer weiten Horizont vor dem Arzte auftut, ohne von seinen Zeitgenossen verstanden zu werden. Höchste ärztliche Ethik. Nationale Erfassung der Medizin als „deutscher Philosoph und Arzt".

*Feinere klinische Unterscheidung zahlreicher Krankheitsbilder.* Gute Lehrbücher der gesamten Medizin:

JAN VAN HEURNE (1543—1601) und PIETER VAN FOREEST (1522—1597) in Leiden, JOH. SCHENCK VON GRAFENBERG (1530—1598) in Freiburg im Breisgau. Einschränkung der Harndiagnose [CLEMENTIUS CLEMENTINUS (um 1512) in Rom und BRUNO SEIDEL (um 1530—1591) in Erfurt] und Einschränkung der Pulsbewertung [JOSEPH STRUTHIUS (1510 bis 1568)] auf das rechte Maß.

Erste zusammenfassende Darstellung der Infektionskrankheiten und klinisch-diagnostische Trennung verschiedener „Typhus"arten durch GEROLAMO FRACASTORO (1478—1553).

Kampf zwischen Galenismus und Hippokratismus. Der Franzose PIERRE BRISSOT (1478—1522), Anhänger der zweiten Richtung, kämpft gegen die übertriebene Anwendung des Aderlasses.

In die *Chirurgie* bringen die besseren anatomischen Kenntnisse und die Verletzungen durch die Schußwaffen neues Leben.

In Deutschland HIERONYMUS BRUNSCHWIG (gest. vor 1534) und HANNS VON GERSDORFF (um 1517) in Straßburg. In der deutschen Schweiz FELIX WÜRTZ, auch WIRTZ geschrieben, (1518—1574) in Basel.

In Frankreich AMBROISE PARÉ (1510—1590), berühmtester Chirurg des Jahrhunderts. Schonende Behandlung aller Schußwunden, die man früher für vergiftet hielt und deshalb mit heißem Öl ausgoß. Hauptverdienst ist die systematische Ausbildung der Gefäßunterbindungen statt der Blutstillung mit dem Glüheisen und mit Stypticis, ferner Betonung der durch die Gefäßunterbindungen ermöglichten rechtzeitigen Amputation, während man früher bis zur Gangrän wartete und erst dann abtrennte.

In der französischen Schweiz PIERRE FRANCO (um 1500 bis um 1570—1580) (Sectio alta und Sectio lateralis zur Entfernung des Blasensteins).

GASPARE TAGLIACOZZI (1545—1599) (Rhinoplastik) in Bologna.

In der *Geburtshilfe* häufiger als früher Betätigung des Mannes bei schweren Geburten. Wiedereinführung der Wendung auf die Füße durch PARÉ u. a. 1540 erster historisch sicher belegter Kaiserschnitt an der Lebenden ausgeführt in Italien von dem Wundarzt CHRISTOPHE BAIN. Später nehmen diese Operation französische Chirurgen vor, darunter PARÉS Schüler JACQUES GUILLEMEAU (1550—1613).

Förderung der *Augenheilkunde* durch tüchtige „Starstecher" wie GEORG BARTISCH (1535—1606) und CASPAR STROMAYR (um 1559).

In der *Hygiene* bahnbrechende Schriften von JOACHIM STRUPPIUS (1530—1606) und HIPPOLYT GUARINONIUS (1571—1654).   1573 bzw. 1610

Die *Standesverhältnisse* ändern sich nicht wesentlich gegenüber dem Mittelalter. Der Doktortitel wird von dem examinierten Arzt in der Regel als zum Beruf gehöiendes Attribut erworben.   1558 Universität Jena 1582 Universität Würzburg
Von Padua ausgehend erste Anfänge des klinischen Unterrichts.

*Aufklärer* aus dem Ärztestand: GIOVANNI MANARDI (1462—1536) aus Florenz und LUIGI MONDELLA (gest. 1553) aus Brescia bekämpfen die Astrologie, JOH. WEYER (1515—1588) aus Grave steht in Düsseldorf im Kampfe gegen den Hexenglauben.

## b) Das Zeitalter der Begründung des modernen physiologischen Denkens. Mechanistische Einstellung der Ärzte

Etwa 1628 bis etwa 1700

Blüte Englands im Zeitalter Elisabeths und Cromwells. SHAKESPEARE. Der Leibaizt der Königin WILLIAM GILBERT (1540—1603) begründet experimentell die wissenschaftliche Lehre vom Magnetismus.
FRANCIS BACON von Verulam (1561—1626) betont besonders den Wert der induktiven Methode. Erfahrungsphilosophie von JOHN LOCKE (1632—1704). Hervorragende Förderung der Physik durch ISAAK NEWTON (1643—1727). Begründung der Lehre von den chemischen Elementen durch ROBERT BOYLE (1627—1691). 1665 erste Beschreibung der Pflanzenzelle durch den Mikroskopiker ROBERT HOOKE (1635—1703). Hervorragender Botaniker: NEHEMIAH GREW (1628—1712). GALILEO GALILEI (1564—1642). Akademie des Experimentes in Florenz, gegr. 1657. BORELLIS Studien zur Kapillarität.
Erfindung des Barometers durch EVANGELISTA TORRICELLI (1608—1647). PIERRE GASSEND (1592—1655) führt im Anschluß an die Atomistik EPIKURS alles Geschehen auf atomistische Kräfte und Bewegungen zurück.
In Spanien VELASQUEZ. Blüte Hollands. REMBRANDT VAN RIJN. Erfindung des Mikroskops und der Vorstufen des Thermometers in Italien und Holland (GALILEI, SANTORIO, DREBBEL, JANSSEN, DIVINI). CHRISTIAN HUYGENS (1629—1695): Pendeluhr, Wellentheorie des Lichtes.
Dreißigjähriger Krieg 1618—1648. JOH. KEPLER (1571—1630) schafft die Grundlagen der physiologischen Optik. Scheinerscher Akkommodationsversuch (1619). Erfindung der Luftpumpe und der elektrischen „Schwefelkugel" durch OTTO VON GUERICKE (1602—1686).
Großer Einfluß der Philosophie RENÉ DESCARTES (1596—1650).   1670
Als erste medizinische Fachzeitschrift im strengen Sinne des Wortes erscheinen die „Miscellanea curiosa medicophysica" als Veröffentlichung der Academia naturae curiosorum in Schweinfurt.   1670

*Von Harvey bis zum Ausgang der Iatrochemie und Iatrophysik*

Obwohl die Anatomie mächtig weiterschreitet, durch die Hilfe des Mikroskops neue erfolgreiche Forschungswege betritt, und obwohl auch der Anfang der Neuzeit bereits Ansätze zur physiologischen Experimentalforschung aufweist, gibt der jetzt folgenden Entwicklungsphase die *Physiologie* das Gepräge, ausgehend und in erster Linie verkörpert von der überragenden Persönlichkeit WILLIAM HARVEYS. Während die neuen mikroskopischen Studien für die Praxis noch kaum fruchtbar werden, ist die Physiologie, gestützt auf den Versuch, die Heilkunde chemisch und physikalisch zu begründen, für die Krankheitsauffassung und Therapie des Praktikers von ausschlaggebender Bedeutung.

Nachdem der Araber IBN AN-NAFĪS (vgl. S. 16) und der Spanier MIGUEL SERVETO (1511—1553) den kleinen Kreislauf theoretisch behauptet hatten, und der Italiener REALDO COLOMBO (1516—1559) ihn unabhängig von ihnen experimentell begründet hatte, beschreibt, gestützt auf exakte Tierversuche, Leichenbeobachtungen, klinische Erfahrungen und mathematische Berechnungen, der Engländer WILLIAM HARVEY (geb. 1578 zu Folkstone, gest. 1657) den großen und kleinen Blutkreislauf (Exercitatio anatomica de motu cordis et sanguinis   1628 in animalibus) an Stelle der herrschenden galenischen Auffassung, nach der das Blut in der Leber gebildet, durch die Herzscheidewand, die, wie gesagt, porös gedacht war, durchgeleitet, im linken Herzen mit den aus der Atemluft stammenden Lebensgeistern (Pneuma, Spiritus) vermischt und schließlich zum Aufbau der Organe und Gewebe verbraucht werden soll.

1622 GASPARE ASELLI (1581—1626) entdeckt die Chylusgefäße.

1652 THOMAS BARTHOLIN (1616—1680) bestätigt die von PECQUET (1651) am Tier gemachte Entdeckung und richtige Beschreibung des Ductus thoracicus an der menschlichen Leiche.

1656 GIOV. ALFONSO BORELLI (1608—1679) beobachtet im Chylus und Serum die später „Lymphozyten" genannten weißen Blutkörperchen.

1660 Der Däne NIELS STENSEN (1638—1686) entdeckt den Ausführungsgang der Parotis.

1661 Der Kapillarkreislauf wird durch den Italiener MARCELLO MALPIGHI (1628—1694) unter dem Mikroskop beobachtet und damit die Beweiskette HARVEYS geschlossen.

1662 ROBERT BOYLE gibt die Reaktionsprüfung auf Säure und Alkali mit Lackmuspapier bekannt und entdeckt das sog. Boyle-Mariottesche Gesetz.
LORENZO BELLINI (1643—1704) entdeckt im Anschluß an EUSTACHIO die Tubuli recti der Niere und die Geschmackspapillen der Zunge.

1666 MALPIGHI gibt die Entdeckung der roten Blutkörperchen bekannt, die JAN SWAMMERDAM (1637—1680) schon 7 Jahre früher gesehen hatte, ohne es zu veröffentlichen.

1673 Die genaue Beschreibung der roten Blutkörperchen liefert ANTONY VAN LEEUWENHOEK (1632—1723).

Blüte der *Anatomie* in England, Holland und Frankreich.

Tüchtige *englische* Anatomen: FRANCIS GLISSON (1597—1677), THOMAS WHARTON (1610 bis 1673), NATHANAEL HIGHMORE (1613—1685), RICHARD LOWER (1631—1691), WILLIAM COWPER (1666—1709), THOMAS WILLIS (1622—1675).

In *Holland* besondere Förderung der *mikroskopischen Anatomie* durch ANTONJ VAN LEEUWENHOEK (Infusionstierchen), REINIER DE GRAAF (1641—1693) (Eierstockfollikel).

1669 Erste Darstellung des Phosphors bei alchimistischen Versuchen der Destillation von eingedampftem Urin durch den Hamburger Arzt und Chemiker HEINRICH BRAND (gest. nach 1692).

1677 JOHAN HAM (gest. nach 1723) entdeckt die Spermatozoen.
JAN SWAMMERDAM fördert die Lehre von der Embryonalentwicklung.
FREDERIK RUYSCH (1638—1731) (Injektionsverfahren).
Weitere angesehene Anatomen NICOLAAS TULP (1593—1674) und ANTON NUCK (1650—1692) (Diverticulum Nuckii).
Tüchtige *französische* Anatomen: JEAN RIOLAN (1577—1657), REYMOND VIEUSSENS (1641 bis 1716; Gehirn), JEAN PECQUET (1622—1674), THÉOPHILE BONET (1620—1689).

Unter dem Eindruck der großen Fortschritte der Physik und Chemie schlägt die *Physiologie* einseitige Wege ein. Ihre Vertreter zerfallen in zwei Parteien. Alle biologischen und pathologischen Phänomene wollen die *Iatrophysiker* rein physikalisch, die *Iatrochemiker* rein chemisch deuten. Die iatrophysikalische Richtung ist hauptsächlich in Italien, die iatrochemische in den nordischen Ländern zu Hause. Der Gegensatz ist mehr äußerlich als innerlich, das Ganze mehr ein Versuch, die ärztliche Erfahrung aus den modernen Ergebnissen der Naturwissenschaften zu erklären. Weder der Konstitutionsgedanke noch das hippokratische Arzttum gehen verloren.

In der *Pathologie:*

1658 Andeutung von Bakterienfunden bei ATHANASIUS KIRCHER (1602—1680).

1683 Bakterien von LEEUWENHOEK beschrieben und abgebildet.

1650 Beschreibung der tuberkulösen Knoten in der Lunge durch FRANZ DE LE BOË gen. Sylvius (1614—1672) in Leiden (Fossa Sylvii).

Erste Zusammenstellung der vorliegenden Ergebnisse der Leichenöffnung für die Pathologie durch Théophile Bonet als Vorläufer Morgagnis im „Sepulchretum".  1679

Die Gründer bzw. Hauptvertreter der *Iatrophysik* sind: Santorio Santorio (1561—1636), Daniel Sennert (1572—1637), Giov. Alfonso Borelli, Lorenzo Bellini, Giorgio Baglivi (1668—1707), der *Iatrochemie:* de le Boë, mit der Lehre von den sauren und alkalischen Schärfen des Blutes, und der Engländer Willis.

Eine biologische Lebens- und Krankheitsauffassung, die der Brüsseler Arzt und Philosoph Johann Baptist van Helmont (1577—1644) in der Weiterentwicklung paracelsischer Gedanken vertrat, konnte neben diesem mechanistischen Denken nicht aufkommen. Dagegen führt Thomas Sydenham (1624—1689), der größte *Praktiker* des 17. Jahrhunderts, die Medizin zu den Grundsätzen eines den Fortschritten der Naturwissenschaft und der Heilkunde Rechnung tragenden Hippokratismus zurück. Große Verdienste um die Epidemiologie. (Das im Boden verborgene *Miasma* verursacht die Seuchen; ihren Zyklus, Verlauf und Charakter bestimmt der genius epidemicus loci.)

Antoine Deidier (gest. 1746) macht während einer Pestepidemie die ersten Versuche der Übertragung einer ansteckenden Krankheit auf Tiere.  1720/21

Neue *Ergebnisse der ärztlichen Beobachtung*

Erstmalige Beschreibung der Rachitis durch Glisson.  1650

Giovanni Cosimo Bonomo (gest. 1697) entdeckt die Krätzmilbe als Erreger der Skabies.  1657

Nachweis des Katarrhs als lokale Erkrankung der Nasenschleimhaut durch Conrad Viktor Schneider (1614—1680).  1660

*Pathologia animata* begründet durch August Hauptmann (1607—1674), Christian Lange (1619—1662), Aug. Quirinus Rivinus (1652—1723): Fast alle Krankheiten beruhen auf Würmern und Milben.

Willis erkennt den charakteristischen Zuckergeschmack des Harns bei dem von ihm als Blutkrankheit gedeuteten Diabetes mellitus.  1673

Beobachtung der Trübung des (eiweißhaltigen) Urins nach Kochen und Säurezusatz als schlechtes prognostisches Zeichen bei Schwindsüchtigen durch Frederik Dekkers (1644 bis 1720).

Beschreibung der Gicht durch Sydenham.  1683

Beschreibung der Chorea minor durch Sydenham.  1686

Erste Monographie über Gewerbekrankheiten von Bernardino Ramazzini (1633—1714).  1700

Einführung der Chinarinde in Europa. Ihr Import wird von großer Bedeutung für das ärztliche Denken durch ihre prompte Wirkung bei Wechselfieber. Sie bringt die Erkenntnis einer spezifischen Arzneiwirkung, die sich in keinem der herrschenden theoretischen Systeme unterbringen läßt.  vor 1640

Bereicherung der *Arzneimittellehre* durch Raimund Minderer (gest. 1631; Spiritus Mindereri), Wilhelm Homberg (1651—1715; Borsäure), Joh. Daniel Major (1634—1693) und Joh. Sigismund Elsholtz (1623—1688).

Elsholtz macht auch als einer der ersten am Menschen intravenöse Injektionen von Medikamenten.  1665

In der *Chirurgie* ist Frankreich führend:

Jean Mery (1645—1722), Pierre E. Dionis (gest. 1718), Jacques Beaulieu (1651—1719), ebenso in der *Geburtshilfe:* François Mauriceau (1637—1709), Paul Portal (um 1650 bis 1703), Guillaume Mauquest de la Motte (1665—1737). In Deutschland hervorragend als Wundarzt Fabricius von Hilden (1560—1634).

Erste mit Erfolg durchgeführte *Bluttransfusion* von Tier zu Tier durch R. Lower.  1666

Erste Bluttransfusion vom Schaf auf den Menschen durch Jean Baptist Denis (gest. 1704).  1667

In der *Augenheilkunde* Entdeckung des richtigen Sitzes der Katarakt durch die Chirurgen François Quarré und Remy Lasnier, deren Angaben durch Werner Rolfinck (1599 bis 1673) in Jena anatomisch bestätigt werden.  vor 1643 / 1656

In den *Standesverhältnissen:* Förderung des chemischen Unterrichts an den Universitäten (entsprechende Laboratorien), Einführung des klinischen Unterrichts als *ständiger* Einrichtung. Beginn der Ausbildung des militärärztlichen Standes im Kurfürstentum Brandenburg und jungen Königreich Preußen. 1713 Eröffnung des Theatrum anatomicum zu Berlin durch Friedrich Wilhelm I. „in exercitus populique salutem".

## Etwa 1700—1830

## 2. Das Zeitalter starken Einflusses der Philosophie auf die Medizin

### *Von Leibniz bis zum Ausklang der Romantik*

Im größten Teil des 18. und im ersten Drittel des 19. Jahrhunderts ist das Denken der Ärzte durch den dominierenden Einfluß der *Philosophie* charakterisiert. Er geht von GOTT-FRIED WILHELM LEIBNIZ (1646—1716) aus und endet in der Naturphilosophie der Romantik, nachdem er durch die Aufklärung hindurchgegangen ist.
Thermometersysteme von RÉAUMUR (1730), FAHRENHEIT (1736), CELSIUS (1742). SERVING-TON SAVERY magnetisiert (1730) Eisenstäbe durch einfaches Bestreichen mit natürlichen Magneten, eine Methode, die schon von W. GILBERT angewendet, aber vergessen worden war.

Die großen Naturforscher, welche in dieser Zeit leben, vor allem HALLER und MORGAGNI, bedeuten zwar tiefe Einschnitte in die Entwicklung der Physiologie und Pathologie, und zahlreiche Mediziner betreiben, namentlich seit dem letzten Drittel des 18. Jahrhunderts, eifrig die induktive und experimentelle Methode, vernachlässigen die Beobachtung am Krankenbett und Seziertisch nicht und legen die Wurzeln zu der später kommenden großen zweiten naturwissenschaftlichen Periode der modernen Medizin, aber ihre Ergebnisse werden infolge des Vorherrschens der Spekulation für die zeitgenössische Praxis noch nicht fruchtbar, dienen vielmehr z. T. geradezu dem Ausbau philosophisch-spekulativer Lebens- und Krankheitstheorien.
Die *Hauptschauplätze* dieser Medizin sind Frankreich und England, in der ersten Hälfte des 18. Jahrhunderts auch noch Holland, später treten neben den ersteren Deutschland und Österreich hervor. In Italien ist der große MORGAGNI zu Hause.

## Etwa 1700—1750

### a) Die Zeit der Systematiker

1694 Gründung der Universität Halle. Monadenlehre der Philosophie von LEIBNIZ und CHRISTIAN WOLFF (1679—1754). 1701 wird Preußen Königreich.

*Von den Systematikern bis zu den Anjängen Albrecht von Hallers. Beginnende Reaktion gegen das mechanistische Denken*

Die Versuche, die physiologischen, physikalischen und chemischen Errungenschaften des vorausgegangenen Jahrhunderts mit der praktischen Medizin in Einklang zu bringen, führen unter dem Einfluß der zeitgenössischen Philosophie zur Aufstellung neuer Systeme, in denen eine *einheitliche* „gelehrte" Erfassung aller Probleme der Krankheitsätiologie, Diagnose, Therapie und Prophylaxe angestrebt wird.

Nach FRIEDRICH HOFFMANN (1660—1742) in Halle besteht das Leben letzten Endes in Tonusveränderungen der Körperfaser, des letzten Formelementes, aus dem man sich damals (analog unseren Zellen) den Körper zusammengesetzt dachte. Die Fähigkeit der Faser, sich zusammenzuziehen und zu erschlaffen, ist ihrerseits abhängig von einem Fluidum höherer Art, welches, dem Pneuma der Antike verwandt, die ganze Welt erfüllt und im Körper als Nervenäther verteilt ist. Die Krankheiten beruhen, ähnlich den Kommunitäten der antiken Methodiker, auf Spasmus (Krampf) oder Atonie (Erschlaffung) der Faser, die ihrerseits zu chemischen und mechanischen Säftestörungen, Entzündungen usw. führen. Verdienste um die Chemie der Arzneimittel. Die Therapie ist praktisch-empirisch (beruhigende, stärkende, erleichternde, umstimmende usw. Mittel) (Hoffmannstropfen). Studium der Mineralwässer und Bemühung um ihre Verwertung in der Therapie.

ERNST GEORG STAHL (1659—1734), ebenfalls Professor in Halle, begründet die Lehre vom Phlogiston, nach welcher bei der Verbrennung ein als Phlogiston bezeichneter Stoff aus dem verbrennenden Körper entweicht. In der Heilkunde schafft er in seinem herkömmlich, aber nicht zutreffend als *Animismus* bezeichneten, aus der Reaktion gegen den erstarrten Mechanismus entstandenen System eine neue Synthese von hippokratischer Empirie und platonisch-aristotelischer Philosophie als Grundlage des kommenden *Vitalismus*. Leben und Krankheit hängen von den *seelischen* Kräften ab, die von den körperlichen Kräften nicht scharf getrennt werden. Psychophysischer Parallelismus, wobei das den Leib mit der Seele verbindende Agens, die Bewegung, als geistig-körperlicher Vorgang gedacht ist. Die Eigengesetzlichkeit des Lebens wird betont und der Organismusbegriff mit dem der Ganzheitskausalität und -regulierung verbunden. Anklänge an den modernen Neovitalismus. Auffassung der embryonalen Entwicklung als Epigenese. Förderung der Lehre von der inneren Sekretion und Entzündung. Verdienste um die Psychiatrie. STAHL war ein hervorragender Arzt und Forscher, ebenso ein bedeutender Chemiker. Von ihm ging ein großer Einfluß auf die Weiterentwicklung der medizinischen Theorie im Sinne des Vitalismus aus, zunächst über *Montpellier* in Frankreich, dann auch in Deutschland: DAVID HIERONYMUS GAUB (1705—1780), CASPAR FRIEDRICH WOLFF (1734—1794), KANT, JOH. FRIEDR. BLUMENBACH (1752—1840), CARL FRIEDR. KIELMEYER (1765—1844) u. a.

In Montpellier begründet FRANÇOIS BOISSIER SAUVAGES DE LACROIX (1706—1767) 1763 unter dem Eindruck SYDENHAMS und der Pflanzensystematik des mit ihm befreundeten großen Botanikers CARL VON LINNÉ (1707—1778) das sog. *natürliche nosologische System*. Es will die Krankheiten nach dem Vorbild der Botaniker, wie die Pflanzen, durch Einteilung in Klassen, Ordnungen, Familien, Gattungen und Arten übersichtlich darstellen und in ihrem Wesen erkennen. Die Richtung, welche bis zu SCHÖNLEIN und seinen Anhängern viele Nachfolger findet, birgt die Gefahr in sich, über dem ontologischen Krankheitsbegriff den kranken Menschen zu übersehen, hat aber andererseits auch zur feineren Unterscheidung der Krankheitssymptome und zur naturwissenschaftlichen Unterlegung der Heilkunde beigetragen.

Holland noch immer bedeutend als Handelsmacht. 1737 Gründung der Universität Göttingen durch das Haus Hannover. In der Musik blühen JOH. SEB. BACH (gest. 1750) und GEORG FRIEDR. HÄNDEL (gest. 1759).

HERMANN BOERHAAVE, Professor in Leiden (1668—1738), gehört in gewissem Sinne nicht zu den Systematikern, da er unter Verzicht auf eine einheitliche Erfassung der Medizin einen eklektischen Standpunkt vertritt. Das Einheitliche und damit seine Größe gibt ihm sein alle Theorien durchdringendes Arzttum. Er verbindet die iatrophysikalischen und iatrochemischen Anschauungen, steht auf dem Boden der alten hippokratischen Lehre von der Heilkraft der Natur und dem Werte einer exspektativen, diätetischen Therapie unter vollster Würdigung der neugewonnenen anatomisch-physiologischen Kenntnisse sowie der physikalischen und chemischen Kräfte. Ausgezeichneter Lehrer und hervorragender Arzt und Mensch. Erkenntnis der Bedeutung medizin-historischer Studien. Seinem hohen Arzttum verdankt er die Bedeutung seiner Schule.

Der größte seiner Schüler in der Theorie wurde ALBRECHT VON HALLER (1708 bis 1777), ein Universalgenie, der Begründer der modernen Physiologie, dessen Hauptwirkung von Göttingen ausgeht.

Etwa 1750  Bis zur Mitte des 18. Jahrhunderts, mit der etwa die Wirkung HALLERs in die Breite und damit eine neue Epoche in der Entwicklung der anatomisch-physiologischen Grundlagen der Medizin beginnt, sind die wichtigsten Leistungen von folgenden *Anatomen* zu verzeichnen:

In *Italien:* ANTONIO VALSALVA (1666—1723; Gehör).
GIOV. DOMENICO SANTORINI (1681—1737; Gehirn, Kehlkopf).
In *Frankreich:* FRANÇOIS POURFOUR DU PETIT (1664—1741; Gehirnanatomie).
In *England:* JAMES DOUGLAS (1675—1742; Bauchfell).
In *Deutschland:* JOH. ZINN (1727—1759; Auge), NATHANAEL LIEBERKÜHN (1711—1756; Drüsen der Darmschleimhaut).

Neue *pathologische* und *klinische* Erkenntnisse:

1712  Einführung der Bezeichnung „mal aria" für bösartige Wechselfieber und Förderung ihrer Therapie mit Chinarinde durch den Italiener FRANCESCO TORTI (1658—1741).
1715  Exakte Beschreibung und Abbildung der Mitralstenose durch VIEUSSENS.
1728  Beschreibung eines Mediastinaltumors durch BOERHAAVE.
1735  Beschreibung der Purpura haemorrhagica durch PAUL GOTTFRIED WERLHOF (1699—1767). JOHN ATKINS (1685—1757) beobachtet die Schlafkrankheit in Guinea.
1746  Beschreibung der Alveolarpyorrhoe durch PIERRE FAUCHARD (1680—1761).
1755  Der Neapeler Arzt CARLO CURZIO (gest. 1781) beschreibt zum erstenmal die Sklerodermie.
1758  Der Boerhaave-Schüler DAVID HIERONYMUS GAUB in Leiden veröffentlicht das für lange Zeit maßgebend bleibende Lehrbuch der Pathologie, die Institutiones pathologiae medicinalis.
1767  WILLIAM HEWSON (1739—1774) weist die Luftansammlung im Brustfellraum bei Pneumothorax nach.

Die bedeutendsten *Chirurgen* um diese Zeit sind

In *Frankreich:* JEAN LOUIS PETIT (1674—1760), der den pathologisch-anatomischen Standpunkt in der Chirurgie mit Nachdruck vertritt,
HENRY LE DRAN (1656—1720), der 1718 die erste Exartikulation des Humerus vornimmt,
1741  NICOLAS ANDRY (1658—1742) prägt das Wort *Orthopädie* für die Prophylaxe und konservative Behandlung körperlicher Deformitäten bei Kindern,
in *Deutschland:*
LORENZ HEISTER (1683—1758), der ein grundlegendes, in alle europäischen Sprachen übersetztes Lehrbuch der Chirurgie verfaßte.

In der *Geburtshilfe* fällt als wichtigstes Ereignis in diese Zeit die Bekanntgabe
1723  der von ihm erfundenen Zange durch JEAN PALFIJN (1650—1730) aus Kortrijk, (Schon früher, ungefähr seit 1660, existierte die Geburtszange als sorgfältig gehütetes Geheimnis in der englischen Chirurgenfamilie CHAMBERLEN.)
Man beginnt mit der Errichtung eigener geburtshilflicher Anstalten. Nach dem Beispiele Straßburgs (1727) wird eine solche in Göttingen durch JOH. GEORG ROEDERER (1726—1763), den ersten deutschen Professor der Geburtshilfe, gegründet.

1728  Durch PIERRE FAUCHARD wird die *Zahnheilkunde* als Sonderfach geschaffen.


b) Das Zeitalter des Vitalismus

Etwa
1750—1838

Von Albrecht von Haller bis zum Ausklang der Romantik

Zeitalter der Aufklärung von England ausgehend (von rund 1700 bis in den Anfang des 19. Jh.). Erkenntnistheorie ETIENNE BONNOT DE CONDILLACS (1715—1780). Materialistische Philosophie der Franzosen (D'ALEMBERT, DIDEROT, LA METTRIE). Wertvolle Beiträge CHARLES BONNETS (1720—1793) zu Psychologie und Lehre von den Gehirnfunktionen. Vorliebe der gebildeten Welt für Geisterbeschwörungen und spiritistische

Sitzungen. Zeitalter der Freiheitskriege. Romantik in Deutschland. Glaube an Traumdeutung und Hellsehen. Theosophische Strömungen. Kreis um JOSEPH GÖRRES (1776—1848). Naturphilosophie FRIEDR. WILHELM SCHELLINGS (1775—1854). Einheitliche Naturauffassung. 1810 Gründung der Universität Berlin. 1822 Begründung der Versammlung Deutscher Naturforscher und Ärzte durch LORENZ OKEN (1779—1851).
Entwicklungsgedanke in der Philosophie (LEIBNIZ) vorbereitet. IMMANUEL KANT (1724 bis 1804) wird 1770 Professor der Logik und Metaphysik in Königsberg. Fruchtbare Ideen über die Verwandtschaft der Lebewesen, Variabilität, natürliche Selektion, Vererbung und Anpassung. 1790 GOETHE über die Metamorphose der Pflanze. Zeitalter MARIA THERESIAS und JOSEPHS II. Rokoko. Französische Revolution (1789). Zeitalter der Menschenrechte. JAMES WATT (1736—1819) erhält 1769 das Patent auf seine Dampfmaschine. In der Musik CHRISTOPH W. VON GLUCK (gest. 1787), WOLFGANG AMADEUS MOZART (gest. 1791), JOSEPH HAYDN (gest. 1809), LUDWIG VAN BEETHOVEN (gest. 1827). Blüte Preußens unter FRIEDRICH DEM GROSSEN. Zeitalter der deutschen klassischen Dichtung: LESSING, GOETHE, SCHILLER.

Mit der von HALLER geschaffenen oder vielmehr neu begründeten Experimentalphysiologie beginnt eine *neue Epoche der physiologischen Forschung*.

HALLER stellt die Begriffe Irritabilität und Sensibilität auf und weist experimentell 1752 nach, daß die erste eine besondere Eigenschaft der Muskulatur, die zweite eine solche des Nervensystems ist. Zum ersten Male wird dadurch die Abhängigkeit der Funktion von der Struktur im modernen Sinne biologisch erfaßt. HALLER ist der Autor einer systematischen Physiologie mit den Ergebnissen zahlreicher eigener Untersuchungen über Gefäßsystem, Herzklappenmechanismus, Blutströmung, Resorption der Lymphgefäße und des Venensystems, Atmungsmechanismus, Stimmbildung usw.

Grundlage ist für ihn die Anatomie, die Physiologie eine „Anatomia animata". Er war ein großer Botaniker und Systematiker, Verfasser der Bibliotheca botanica, anatomica, chirurgica, medicinae practicae, außerdem ein bedeutender Dichter.

Die Hallersche Lehre von der Irritabilität und Sensibilität wurde für die Mehrzahl der philosophisch eingestellten und spekulationsfrohen Mediziner der zweiten Hälfte des 18. Jahrhunderts weniger ein Vorbild methodischer Naturforschung als der Ausgangspunkt von neuen Systemen mit der Tendenz einer einheitlichen Erfassung der gesamten Heilkunde. Den Mittelpunkt bildet das dynamische Prinzip der „*Lebenskraft*", ein schon länger gelegentlich angewendeter Begriff, dem FRIEDR. KASIMIR MEDICUS (1736—1809) in Mannheim durch 1774 eine viel gelesene Sonderschrift über den Gegenstand weiteste Verbreitung gibt.

Zur Erklärung des innersten Wesens dieser Lebenskraft und der auf diesen Begriff gestützten Systembildungen werden auch die Ergebnisse der exakten Naturforschung herangezogen.

Entdeckung des Sauerstoffs durch CARL WILHELM SCHEELE (1742—1786) und 1771/72 JOSEPH PRIESTLEY (1733—1804).

Entwicklung der Sauerstoffverbrennungstheorie durch ANTOINE LAURENT 1777—1789 LAVOISIER (1743—1794).

HENRY CAVENDISH (1731—1810) erkennt die Luft als ein konstantes Gemisch 1783 von Sauerstoff und Stickstoff (im Verhältnis von etwa 1 : 4).

LAVOISIER stellt gemeinsam mit PIERRE SIMON LAPLACE (1749—1827) den Atmungsvorgang in Parallele mit einer langsamen Verbrennung.

Der Physiker ERNST CHLADNI (1756—1824) beschreibt die nach ihm benannten 1787 Klangfiguren.

Entdeckung der Kontaktelektrizität (angeblich tierische Elektrizität) durch LUIGI GALVANI (1737—1798).

JOHN DALTON (1766—1844) begründet die moderne Atomtheorie.

1. *Neuropathologie* von WILLIAM CULLEN (1712—1790). Der Tonus der Fasern im Sinne Hoffmanns ist abhängig von der Nervenkraft. Spasmus und Atonie entstehen, wenn die Nervenkraft durch Reize gesteigert oder herabgesetzt ist.

2. *Reizlehre* von JOHN BROWN (1735—1788). Er stellt die Reize noch mehr in den Vordergrund als sein Lehrer CULLEN. Die Erhaltung des Lebens und der Gesundheit ist abhängig von der normalen Erregbarkeit der Körperteile und der richtigen Zufuhr von Reizen, welche eine normale Erregung zur Folge haben. Die Krankheiten bestehen in übergroßer Erregung (Sthenie) oder zu geringer Erregung (Asthenie). Die Therapie besteht hauptsächlich in beruhigenden oder erregenden Mitteln (z. B. Wärme, Opium, Alkohol). Anklänge an die moderne Reizlehre.

3. *Vitalismus*, Lehre von einer Lebenskraft, die *allen* Organen und Geweben als letztes Prinzip des Lebens zukommt. Ihr normales Funktionieren bedeutet Gesundheit, ihr Versagen Krankheit. Sie wird, an STAHL und HALLER anknüpfend, in Montpellier durch THÉOPHILE BORDEU (1722—1776) begründet und erobert schnell, vor allem in Deutschland, die wissenschaftliche Welt. Dadurch wird eine Zeit ausgesprochen *dynamischen* Denkens der Ärzte eingeleitet. Führende Vitalisten in Deutschland: JOH. FRIEDR. BLUMENBACH, CARL FRIEDRICH KIELMEYER, JOH. CHRISTIAN REIL (1759—1813), CHRISTOPH WILH. HUFELAND (1762—1836).

4. *Mesmerismus*. Die durch die Störung der Lebenskraft verursachte Krankheit kann nach FRANZ ANTON MESMER (1734—1815) durch den *tierischen Magnetismus* geheilt werden, d. h. durch Kräfte, die, dem Magnetismus verwandt, allen Gebilden der Welt, vor allem aber den Organismen eigen sind und durch ein unsichtbares Fluidum übertragen werden. Der Therapeut bringt diese Kräfte durch Bestreichen des Kranken und ähnliche Methoden zur Anwendung. (Moderne Suggestivbehandlung.) Vitalistische Physik.

1797/98   5. *Der Galvanismus* wird von JOH. WILHELM RITTER (1776—1810) und ALEXANDER VON HUMBOLDT (1769—1859) zur Erklärung des Lebens herangezogen.

Der Mesmerismus, dessen Begründer durchaus naturwissenschaftlich dachte, nahm vor allem in Deutschland eine Entwicklung, die nicht mehr zwischen Physik und Metaphysik unterschied und zu den Strömungen gehört, die man als *Romantische Medizin* bezeichnet. Diese ist charakterisiert durch den Versuch, die Ergebnisse der Naturwissenschaft und die Probleme des Lebens und der Krankheit aus ihrem *metaphysischen Sinn* zu erklären. Dadurch wird die Naturphilosophie ihre Hauptstütze. Daneben sucht die Romantik aus der Reaktion gegen den übertriebenen Rationalismus und Materialismus des ausgehenden 18. Jahrhunderts eine Basis im Irrationalen und Religiösen.

Um 1815   *Naturhistorische Schule*. Auffassung der Krankheit als Parasitismus: KARL WILHELM STARK (1787—1845).

Extreme: Ursprung der Krankheit aus der Sünde, Diagnose aus der „Clairvoyance" (Hellsehen), theurgische Therapie. KARL JOSEPH HIERON. WINDISCHMANN (1775—1839), JOH. NEPOMUK RINGSEIS (1785—1880).

Vorzüge: Ganzheitsbetrachtung der Medizin. Stärkere Berücksichtigung der Umwelteinflüsse auf den Menschen. Förderung des Entwicklungsgedankens. Historischer Sinn. Volksverbundenheit der Heilkunde.

Eine *zweite Richtung*, die sich um die Mitte des 18. Jahrhunderts an HALLER reiht, ist nicht philosophisch-spekulativ, sondern *naturwissenschaftlich-experimentell* orientiert. Sie spielt nach außen zunächst nicht die große Rolle wie die blendenden, alles umfassen wollenden naturphilosophischen Theorien, ist aber um so fruchtbarer für die Grundlegung der künftigen Medizin.

Neben HALLER ist als hervorragender Physiologe der Italiener LAZZARO SPALLANZANI (1729—1799) zu nennen. (Untersuchungen über die Lehre von der Urzeugung, künstliche Befruchtung des Froscheies, Verdauung.)

In der *Entwicklungsgeschichte* führt der Physiologe CASPAR FRIEDRICH WOLFF
1759   (1734—1794) durch seine Dissertation: „Theoria generationis" die Epigenesis zum Siege über die Evolution (das Wachstum geschieht durch Vermehrung
1768   von Bläschen oder Kügelchen) und stellt mit seiner Schrift über die Entwicklung des Darmkanals in bebrüteten Hühnchen die ersten Anfänge einer
1805   Keimblättertheorie auf. OKEN fördert die Entwicklungsgeschichte nach der theoretischen Seite und weist die Entstehung des Darmes aus dem Nabelbläschen nach.

Namhafte *Anatomen.*

In *Holland:* BERNHARD SIEGFRIED ALBINUS (1697—1770; berühmter anatomischer Atlas), PIETER CAMPER (1722—1789; Bestimmung der Intelligenzstufen der Tier- und Menschenrassen nach dem Gesichtswinkel).
In *Frankreich:* JOSEPH LIEUTAUD (1703—1780; Blasendreieck zwischen Harnleiter und Harnröhrenmündung).
In *England:* WILLIAM HUNTER (1718—1783; klassische Beschreibung des schwangeren Uterus, Studien über die Decidua) und JOHN HUNTER (1728—1793; Gubernaculum Hunteri).
In *Deutschland:* SAMUEL THOMAS SÖMMERING (1755—1830; Sinnesorgane, Gehirn), HEINRICH AUGUST WRISBERG (1739—1808; Nervensystem, Kehlkopf), JOH. FRIEDRICH MECKEL D. Ä. (1724—1774; Darm).

Entdeckung des Keimbläschens, also des Zellkernes, im Vogelei durch JOH. 1825
EVANGELISTA PURKINJE (1787—1867).
Entdeckung des Säugetiereies durch KARL ERNST V. BAER (1792—-1876).    1827
Keimblättertheorie von CHRISTIAN PANDER (1794—1865) und V. BAER.
Experimentelle *Physiologie* in England und Frankreich:

Bellsches Gesetz entdeckt durch CHARLES BELL (1774—1842). Reflexstudien von MARSHALL HALL (1790—1857). Bedeutendster Experimentalphysiologie am Anfang des 19. Jahrhunderts FRANÇOIS MAGENDIE (1783—1855).
Synthese des Harnstoffes durch FRIEDRICH WÖHLER (1800—1882).    1828
Entdeckung des reinen Nikotins durch CARL LUDWIG REIMANN (gest. 1872) und WILHELM HEINRICH POSSELT (gest. 1877).
Entdeckung des Point vital durch MARIE JEAN PIERRE FLOURENS (1794—1867).

Für die *Pathologie* schlägt die Geburtsstunde ihrer modernen anatomischen Begründung mit der Veröffentlichung des Werkes De sedibus et causis morborum von GIOVANNI BATTISTA MORGAGNI (1682—1771). Auf Grund zahlreicher 1761 streng wissenschaftlich bearbeiteter klinischer Fälle mit Obduktionsbefunden betont er den anatomischen Sitz der Krankheit, und zwar in den Organen. Er ist der Vater der *pathologischen Anatomie* als neuer wissenschaftlicher Disziplin.

JOH. GEORG ROEDERER entdeckt in Göttingen bei Sektionen den Trichocephalus dispar. ROEDERER und KARL GOTTLIEB WAGLER (1731—1778) beschreiben die anatomischen Veränderungen des Typhusdarmes. 1762

Erste Anfänge der Zellen- und Gewebslehre.
FRANÇOIS XAVIER BICHAT (1771—1802) begründet in seiner 1801 erschienenen 1801 Anatomie générale die *allgemeine Gewebelehre* (Allgemeine sind in allen Organen vorkommende Gewebe, z. B. Bindegewebe, Gefäße, daneben gibt es besondere Gewebe, wie Knochen, Knorpel, Muskel, Drüsengewebe). Er verlegt den Sitz der Krankheit aus den Organen in die *Gewebe:* das gleiche Gewebe erkrankt gleichartig, auch in verschiedenen Organen.
An die Pathologen reihen sich in Frankreich und England zahlreiche Männer, die als *Kliniker* die anatomischen Kenntnisse der verschiedensten Krankheitsbilder durch die klinische Sektion fördern:

RENÉ THÉOPHILE HYACINTHE LAENNEC (1781—1826; Tuberkulose), LÉON JEAN BAPTISTE CRUVEILHIER (1797—1873; Tabes dorsalis), GASPARD BAYLE (1774—1816; Tuberkulose), RICHARD BRIGHT (1789—1858; Nierenkrankheiten), THOMAS ADDISON (1793—1860; Bronzehautkrankheit), THOMAS HODGKIN (1798—1866; Lymphogranulomatose).

Wie das Lebenswerk dieser Männer zeigt, verdankt die *klinische Medizin* seit der Mitte des 18. Jahrhunderts ihren Hauptaufschwung der zunehmenden Kontrolle der ärztlichen Erfahrung und Beobachtung am Krankenbett durch die pathologische Anatomie.
In *Österreich* wird die klinische Medizin durch die dorthin verpflanzte Schule BOERHAAVES repräsentiert. Blüte der älteren Wiener Schule: GERHARD VAN

SWIETEN (1700—1772), ANTON DE HAEN (1704—1776), MAXIMILIAN STOLL (1742—1787), JOH. PETER FRANK (1745—1821).

Die *deutsche* Klinik ist um diese Zeit ebenfalls stark, wenn auch indirekt, durch BOERHAAVE bzw. von Leiden aus, aber auch von England und Frankreich her beeinflußt, daneben von der Hoffmannschen und Stahlschen Schule. Ihr Niederschlag zeigt sich auch bei den führenden Ärzten der Berliner Charité. Diese entwickelt sich seit der Mitte des 18. Jahrhunderts immer selbständiger zu einer hervorragenden ärztlichen Schule und stellt seit dem letzten Drittel dieses Jahrhunderts dem Einfluß der spekulativ-romantischen Richtung der deutschen Medizin ein schweres Gegengewicht gegenüber.

Hervorragende klinische Lehrer, z. T. Militärärzte: JOH. THEODOR ELLER (1689—1760), JOH. FRIEDRICH FRITZE (1735—1807), CHRISTIAN LUDWIG MURSINNA (1744—1823), ERNST HORN (1774—1848), HUFELAND.

Von höchster Bedeutung für die klinische Medizin, aber lange Zeit unbeachtet,
1761　ist die Erfindung der *Perkussion* durch LEOPOLD AUENBRUGGER (1722—1809) in Wien. Ihr tritt als wichtigste Ergänzung die Einführung der Auskultation
1819　durch LAENNEC in Paris an die Seite.

## *Neue Krankheitsbilder:*

1768　Klassische Beschreibung der Angina pectoris durch WILLIAM HEBERDEN (1710—1801).
1773　Beschreibung der Trigeminusneuralgie durch JOHN FOTHERGILL (1712—1780).
1774　JOH. CLEMENS TODE (1736—1805) spricht, nicht ohne Vorgänger, die Überzeugung aus, daß die Gonorrhoe nicht mit der Syphilis identisch ist.
1775　Beschreibung des Skrotalkarzinoms der Schornsteinfeger durch PERCIVAL POTT (1714—1788).
1779　POTT beschreibt den tuberkulösen Gibbus ohne Kenntnis seiner Ätiologie (Pottscher Buckel).
1794　Posthum erscheint die klassische Bearbeitung der Lehre von der Entzündung von JOHN HUNTER.
　　　Unterscheidung des Diabetes insipidus vom Diabetes mellitus durch I. P. FRANK.
1795　Beschreibung der Endokarditis durch MATTHEW BAILLIE (1761—1823).
1801　BENJAMIN RUSH (1745—1813) erkennt den Zusammenhang von Zahnerkrankungen mit anderen Krankheitsherden (im Sinne der späteren Lehre von der Fokalinfektion).
1803　Beschreibung der hereditären Hämophilie durch JOHN CONRAD OTTO (1774—1844).
1805　GASPARD VIEUSSEUX (1746—1814) beschreibt die Zerebrospinalmeningitis.
1817　JAMES PARKINSON (1755—1835) beschreibt die Paralysis agitans.
1826　Klassische Beschreibung der Diphtherie, der er den Namen gab, durch PIERRE BRETONNEAU (1771—1862).

Der Versuch von FRANÇOIS JOSEPH VICTOR BROUSSAIS (1772—1838), im Gefolge BICHATs mit seiner Lehre von der *Gastroentérite* die Klinik einseitig auf den pathologischen Befund zu stützen und die Blutentziehung zur allherrschenden Therapie zu machen, schlägt fehl.

Irritationspathologie von BENJAMIN TRAVERS (1783—1858) in England.

Die Überzeugung von der Unmöglichkeit einer theoretischen Begründung der praktischen Medizin führt manche Ärzte zu einem rein *empirischen* Standpunkt. Aus ihm entsteht:

1797　1. Die *Homöopathie* begründet von SAMUEL HAHNEMANN (1755—1843). Er beobachtete bei Selbstversuchen nach dem Einnehmen von Chinarinde fieberhafte Erscheinungen bei sich und kam zu der Überzeugung, daß die Arzneimittel dadurch heilen, daß sie eine den ursprünglichen Krankheitssymptomen ähnliche Arzneikrankheit erzeugen, wodurch die ursprüngliche Krankheit vernichtet wird. Die ursprüngliche Krankheit ist eine Verstimmung der Lebenskraft. Durch die dynamisch wirkende Arzneigabe wird die Lebenskraft umgestimmt und richtet sich nun mit größerer Energie gegen die Arzneikrankheit, mit der sie bald fertig wird, da die Wirkungen der Arzneien nur von kurzer Dauer sind.
Erkennbar an der Krankheit sind nur die Symptome. Gegen diese muß man Mittel anwenden, welche ihr ähnliche Symptome hervorbringen (Similia similibus, Homöopathie).
Die höchste Wirkung der Mittel wird aber erst durch die hochgradigsten Verdünnungen (dezillionenfach usw.) erreicht (Potenzierung durch Schütteln usw.). Alle anatomischen, physiologischen und pathologischen Vorstellungen werden als Ballast über Bord geworfen. Maßgebend allein ist die Erfahrung.

Lange hart bekämpft und noch heute umstritten, hat sich die Hahnemannsche Lehre als Anregung zur vorsichtigen Erprobung von Arzneimitteln am Krankenbett nützlich gezeigt und sich nach manchen Modifikationen durch Anpassung an die Fortschritte der Medizin der Gesamttherapie des Arztes eingegliedert.

2. Die Erfahrungsheillehre von JOH. GOTTFRIED RADEMACHER (1772—1850).                1813
Es kommt nur darauf an, was die Krankheit heilt. Mit dem richtigen Heilmittel, das man durch Ausprobieren sucht, hat man auch die Krankheitsdiagnose gefunden (Schöllkraut-, Brechnuß-, Frauendistel- usw. -krankheit).

### Bereicherung der *Pharmakotherapie:*

WILLIAM WITHERING (1741—1799) gibt die Wirkung der Digitalis auf das kranke Herz   1785
bekannt.

Morphin von FRIEDR. WILH. ADAM SERTÜRNER (1783—1841) aus dem Opium isoliert.      1803—1805

Der Salpetersieder BERNARD COURTOIS (1777—1838) entdeckt in der Asche von Meeres-  1811
algen das Jod.

Entdeckung des Chinins durch FRIEDLIEB FERD. RUNGE (1795—1867), unabhängig davon  1819
durch JOSEPH PELLETIER (1788—1842) und BIENAIMÉ CAVENTOU (1795—1877).

RUNGE entdeckt das Kreosot, von ihm „aqua empyreumatica" genannt.               1824

Erste Bluttransfusion von Mensch zu Mensch durch JAMES BLUNDELL (1790 bis 1878).

Die *Hydrotherapie,* seit der ersten Hälfte des 18. Jahrhunderts in Deutschland durch die schlesischen Ärzte HAHN, Vater und Söhne, vor allem durch SIGMUND HAHN (1664—1772) gefördert, wird durch den Laien VINCENZ PRIESSNITZ   1830 (1799—1851) popularisiert.

GOTTLOB KRÜGER (1715—1759) lenkt die Aufmerksamkeit auf die in der künst-   1744 lichen Elektrizität verborgenen Heilkräfte.

Die *Chirurgie* wird in diesem Zeitabschnitt vor allem nach der technischen Seite gefördert. Ihr glänzendster Vertreter in der Theorie ist JOHN HUNTER.

Neben ihm wirken *in England* POTT, BENJAMIN BELL (1749—1806), später ASTLEY COOPER (1768—1841) u. a.
In *Frankreich:*
PIERRE DESAULT (gest. 1795), FRANÇOIS CHOPART (1743—1795), DOMINIQUE JEAN LARREY (1766—1842), GUILLAUME DUPUYTREN (1777—1835), JACQUES LISFRANC (1790—1847).
In *Deutschland:*
AUGUST GOTTLOB RICHTER (1742—1812), KARL FERDINAND VON GRAEFE (1787—1840), JOH. FRIEDRICH DIEFFENBACH (1792—1847).
Zuverlässige Darmnaht von ANTOINE LEMBERT (1802—1851).                       1826

Vorgeschichte der *Allgemeinnarkose:*
Unter dem Eindruck der Sauerstoffentdeckung in England Versuche einer Inhalations-   Um 1795
therapie mit Sauerstoff und anderen Gasen bei Lungen- und anderen Erkrankungen.
Der Arzt und Chemiker THOMAS BEDDOES (1760—1808) errichtet für diese Therapie ein   1799
„pneumatisches Institut".
HUMPHRY DAVY (1778—1829), Assistent an diesem Institut, empfiehlt zur Allgemein-    1800
betäubung nach Versuchen an Tieren, an sich selbst und an anderen Personen die Inhalation des von PRIESTLEY (1776) gefundenen Stickoxyduls (Lachgas) und schlägt auch Versuche bei Operationen damit vor.
Um dieselbe Zeit operiert der englische Chirurg HENRY HILL HICKMAN (1800—1829) Tiere schmerzlos nach Einatmung von Kohlensäure. Die von ihm veröffentlichten Vorschläge zur Nachprüfung bleiben unbeachtet.

In der *Geburtshilfe* wendet man sich, vor allem unter dem Eindruck der neu erfundenen Kopfzange, einer manchmal übertriebenen operativen Therapie zu. Fortschritte in der Kenntnis des normalen und pathologischen Geburtsmechanismus.

Erste Symphyseotomie durch JEAN RENÉ SIGAULT (geb. um 1750).                 1777
FRANZ KARL NAEGELE (1778—1851) über den Geburtsmechanismus.                  1819
JEAN ALEX. LE JUMEAU VICOMTE DE KERGARADEC (1788—1877) erkennt die Bedeutung  1822
der 1818 von FRANÇOIS ISAAK MAYOR (um 1779—1855) zuerst gehörten kindlichen Herztöne.
Plastische Wiederherstellung des komplett zerrissenen Dammes durch DIEFFENBACH.   1827

In der *Gynäkologie:*

1809 Ovariotomie durch Ephraim Mc. Dowell (1771—1830).

1822 Exstirpation des krebsigen Uterus auf vaginalem Wege durch Joh. Sauter (1766—1840).

Aufschwung der *Psychiatrie:*
Philippe Pinel (1755—1826), Vincenzo Chiarugi (1759—1820), Joh. Gottfried Langermann (1768—1832), Joh. Christ. Reil, Ernst Horn. Sachgemäße Heil- und Pflegeanstalten an Stelle der bisherigen Unterbringung der Geisteskranken im Toll- und Zuchthause.

Selbständige Bearbeitung der *Ophthalmologie* durch wissenschaftlich gebildete Chirurgen.

1746 Jacques Daviel (1696—1762) setzt an die Stelle des Starstiches die Starextraktion; Jacques René Tenon (1724—1816).

1794 Der Chemiker John Dalton beschreibt die Farbenblindheit, der Physiker und Arzt
1800 Thomas Young (1773—1829) den Astigmatismus.

Die größte Tat auf *hygienischem* Gebiet ist die Einführung der *Schutzimpfung* gegen die Pocken.

Schon im Anfang des Jahrhunderts ist die im Orient übliche Schutzimpfung durch Übertragung echter Pocken in England bekannt geworden durch Lady
1721 Mary Wortley-Montagu (gest. 1762). Unter der Landbevölkerung ist die Schutzwirkung einer Erkrankung an Kuhpocken gegen die echten Pocken ebenfalls schon längere Zeit bekannt.

Aber erst Edward Jenner (1749—1823) führt auf Grund 20jähriger Beob-
1796 achtungen über Kuhpockenübertragungen und Impfschutz die erste zielbewußte Schutzpockenimpfung durch Kuhpockenvakzineübertragung aus.

1779—1819 Zusammenfassung der gesamten hygienischen und sozialmedizinischen Reformbestrebungen des Zeitalters der Aufklärung in der vielbändigen, vorbildlich gewordenen „Medicinischen Polizey" von Joh. Peter Frank.

1800 Vorschläge zu einer sozialhygienischen Gesetzgebung durch Franz Anton Mai (1742—1814) in Heidelberg.

1813 Per Henrik Ling (1776—1839), Begründer der schwedischen Gymnastik, wird Leiter des auf seine Veranlassung entstandenen gymnastischen Zentralinstitutes in Stockholm.

### *Standesgeschichte*

Spezialisierung der Lehrfächer an den Universitäten. Gleichberechtigung der Chirurgie und inneren Medizin. Poliklinischer Unterricht in moderner Form, Beschränkung der Freizügigkeit der Ärzte und allgemeinen Gültigkeit von Approbation und Doktordiplom. Stärkere Betonung der Dissertation gegenüber der mündlichen Prüfung bei Verleihung des Doktordiploms im Gegensatz zum ursprünglichen Promotionsverfahren.

1754 Dorothea Christina Erxleben geb. Leporin (1715—1762) promoviert als erste deutsche Ärztin in Halle zum Dr. med.

Etwa
1838—1918
## 3. Zweite naturwissenschaftliche Periode der modernen Medizin

*Von der Begründung der Zellenlehre bis zum Sieg des Konstitutionsgedankens*

Ähnlich wie die erste naturwissenschaftliche Periode der modernen Medizin ist diese zweite Entwicklungsphase der Heilkunde durch die beherrschende Stellung der Naturwissenschaften im Denken des Arztes charakterisiert. Eine gewisse Zeit lang glaubt die Mehrzahl der Ärzte, die Heilkunde ausschließlich auf einer *naturwissenschaftlichen Basis* aufbauen zu können. Dadurch kommt die ärztliche Kunst und Intuition gelegentlich zu kurz, und die Medizin droht einem reinen Rationalismus zu verfallen. Doch hat diese extreme Richtung niemals den absoluten Sieg davongetragen, weil sie in den guten Ärzten ihre naturgemäßen Gegner fand. Der oft übertriebene Nachteil dieses dem Zeitgeist entsprechenden einseitigen naturwissenschaftlichen Standpunktes wird um ein vielfaches aufgewogen durch die mit dieser Einstellung in der Medizin erzielten ungeheuren Fortschritte und neuen Entdeckungen, an denen keine Zeit so reich war wie diese. Die durch die Erweiterung der Arbeitsmittel und Arbeitsmethoden notwendig gewordene *Spezialisierung* und die gewissenhafte Kleinarbeit erweist sich neben Nachteilen in der Hand zu eng sehender Forscher und Ärzte als eine besonders ergiebige Quelle des Fortschrittes. Gegen Ende des Zeitabschnittes wird der Spezialismus durch den *Konstitutionsgedanken* auf das rechte Maß reduziert.

## Erster Abschnitt

*Von der Begründung der Zellenlehre bis zur Begründung der Zellularpathologie* Etwa 1838—1858

Zeitalter der Reaktion und Revolution. Die Philosophie steuert dem Materialismus zu. Die idealistische Philosophie wird mit dem Tode GEORG FRIEDR. WILH. HEGELS (1831) zu Grabe getragen. 1835 „Leben Jesu" von DAVID FRIEDR. STRAUSS (1808—1874). Im gleichen Jahr Begründung der modernen Sozialstatistik durch LAMBERT A. I. QUÉTELET (1796—1874). 1837 Positivismus von AUGUSTE COMTE (1798—1857). Bestreben, die Weltanschauung naturwissenschaftlich zu fundieren. LUDWIG FEUERBACH (1804—1872): Religion ist Anthropologie, Ethik des Diesseits; KARL MARX (1818—1883) und FRIEDRICH ENGELS (1820—1895) begründen den „historischen Materialismus". Extremer Materialismus von JAKOB MOLESCHOTT (1822—1893), LUDWIG BÜCHNER (1824—1899) und CARL VOGT (1817—1895). 1854 Kampf um die gottgeschaffene Seele auf der Naturforscherversammlung in Göttingen. 1835 Eröffnung der ersten Eisenbahnstrecke auf deutschem Boden. Die Maschine verdrängt die Handarbeit. Von 1837 bis 1849 vermehrt sich die Zahl der in Deutschland aufgestellten Dampfmaschinen um das $3^1/_2$fache. JOHN STUART MILL (1806—1873) und andere englische Philosophen und Nationalökonomen als Vorläufer DARWINS. 1848/49 Revolutionsjahre in Deutschland. Europäische Krisenzeit (1848—1852).

### *Aufblühen der experimentellen Chemie und Physik*

Hauptstudien von MICHAEL FARADAY (1791—1867) über die Induktion und die elektromagnetischen Erscheinungen. 1830—1850

Außerordentliche Bereicherung der Chemie durch JUSTUS LIEBIG (1803—1873).

EUGÈNE SOUBEIRAN (1797—1858), LIEBIG und SAMUEL GUTHRY (1782—1848) entdecken, unabhängig voneinander, das Chloroform. 1831

Gewinn der Salizylsäure durch RAFFAELE PIRIA (1815—1865) aus Salicin, welches JOH. ANDREAS BUCHNER (1783—1852) aus der Weidenrinde (1819) isoliert hatte. 1838

Gesetz von der Erhaltung der Energie durch ROBERT MAYER (1814—1878) begründet. 1842 Ausbau der Atomtheorie, Begründung der Valenzlehre, Anfänge der Stereochemie.

Beginn der elektrolytischen Studien von JOH. WILH. HITTORF (1824—1914). 1853

### *Zellforschung und Histologie*

1842

Zellkern bei Orchideen durch ROBERT BROWN (1773—1858) entdeckt.

RUDOLF WAGNER (1805—1864) entdeckt den „Keimfleck" (das Kernkörperchen der Eizelle). 1835

J. E. PURKINJE (1787—1869) beschreibt „körnige Gebilde" (entsprechend den Zellen) als Aufbauelemente des tierischen und pflanzlichen Organismus. 1837

Zelle als Formelement der Pflanze und Entwicklung der Pflanze aus der Zelle durch MATTHIAS JACOB SCHLEIDEN (1804—1881) erkannt. 1838

In Anknüpfung an SCHLEIDEN begründet THEODOR SCHWANN (1810—1882) die tierische Zellenlehre und gibt dadurch der Medizin eine neue biologische Grundlage. Damit beginnt die neue Forschung und Lehre von der zelligen Zusammensetzung der tierischen und menschlichen Gewebe. Die nächste Zeit gehört dem *Studium der Morphologie der Zelle* und ihrer Verbände im Körper. 1839

J. E. PURKINJE prägt für den dickflüssigen Zellkörper die Bezeichnung „Protoplasma". 1839

Verbesserung der *mikroskopischen* Technik durch Vergrößerungen bis zum 500fachen. Chromsäurehärtung durch ADOLF HANNOVER (1814—1894). 1840

1850   Begründung der Kolloidchemie durch Francesco Selmi (1817—1881) und Thomas Graham
       (1805—1869).
1856   Einführung des Mikrotoms durch Hermann Welcker (1822—1897).
1858   Begründung der Karminfärbung durch Joseph Gerlach (1820—1896) und J. A. L. Clarke
       (1817—1880).
       Hervorragende Förderer der Histologie aus dieser Zeit: Robert Remak (1815—1865),
       Albert Kölliker (1817—1905), Franz Leydig (1821—1908), Rudolf Virchow (1821
       bis 1902), John Goodsir (1814—1867), Purkinje, Max Schultze (1825—1874), Jakob
       Henle (1809—1885).

       Die am Ende des 18. und am Anfang des 19. Jahrhunderts namentlich in Frank-
       reich von zoologischer Seite, Georges Cuvier (1769—1832), Jean Baptiste
       Pierre Antoine de Monet de Lamarck (1744—1829), Étienne Geoffroy
       Saint-Hilaire (1772—1844), geförderte vergleichende und genetische Be-
       trachtung der Naturgeschöpfe führt zur *modernen vergleichenden Anatomie*,
       deren bedeutendster Förderer in Deutschland Joh. Friedr. Meckel d. J.
       (1781—1833) ist, und *Entwicklungsgeschichte:* Friedr. Tiedemann (1781—1861),
       Emil Huschke (1797—1858), Martin Heinrich Rathke (1793—1860).
1856   Auffindung des Neandertalschädels durch Joh. Carl Fuhlrott (1804—1877).

## Neue Entdeckungen auf anatomischem Gebiet

1845   Nuhnsche oder Blandinsche Drüse (Anton Nuhn; 1814—1889, Philippe Frédéric Blan-
       din; 1798—1849).
1852   Wagner-Meißnersche Tastkörperchen (Rudolf Wagner, Georg Meissner; 1829—1905).
1858   Steißdrüse (Hubert Luschka; 1820—1875).
1847   Topographische Anatomie gefördert durch Joseph Hyrtl (1811—1894).
1851   Remaksche (direkte) Kernteilung.
       Beschreibung der feineren Anatomie des Gehörlabyrinths (Cortisches Organ) durch Al-
       fonso Corti (1822—1876).
1857   Ernst Brücke (1819—1892) stellt mit dem Polarisationsmikroskop das verschiedene
       optische Verhalten der Substanzen der beiden Schichten fest, durch welche die Quer-
       streifung der willkürlichen Muskelfasern bedingt ist.

## Physiologie

       Blütezeit der deutschen *Physiologie* unter Johannes Müller (1801—1858)
       und seinem Schülerkreis. In Frankreich der große Physiologe Claude Bernard
       (1813—1878).

1831        Ehrhard Friedrich Leuchs (1800—1837) entdeckt die abbauende Wirkung des Speichels
            auf die Stärke.
1833—1840   Joh. Müllers Handbuch der Physiologie.
1836        Erste Darstellung des Magenpepsins durch Th. Schwann.
            Joh. Müller begründet in Erinnerung an Aristoteles das Gesetz von der spezifischen
            Energie der Sinnesorgane.
1842        Rudolf Hermann Lotze (1817—1881) stürzt den einseitigen Vitalismus.
            Entdeckung der Blutplättchen durch Alfred Donné (1801—1878).
            Beginn des Studiums der tierelektrischen Erscheinungen durch Emil du Bois-Reymond
            (1818—1896).
1843        James Braid (1795—1860) gibt seine Entdeckung des Hypnotismus bekannt.
1845        Eduard (1806—1871) und Ernst Heinrich Weber (1795—1878) geben die die Herztätig-
            keit verlangsamende Wirkung der Vagusreizung bekannt.
1850        Hermann Helmholtz (1821—1894) gibt den von ihm erfundenen Augenspiegel bekannt.
1850—1857   Studien von Claude Bernard über Glykogen und Zuckerbildung in der Leber.
1852—1856   Experimentell aufgebautes, vorbildliches Lehrbuch der Physiologie von Karl Ludwig
            (1816—1895).
1856        Charles Edouard Brown-Séquard (1818—1894) liefert den Nachweis der Lebensnot-
            wendigkeit der Nebennieren durch ihre Exstirpation.

       In der *Pathologie* suchen die *französischen* Kliniker vom statistisch vergleichen-
       den Standpunkt weiterzukommen. Fruchtbare Arbeiten von Pierre Charles
       Alex. Louis (1787—1872), Jules Gavarret (1816—1890), Gabriel Andral
       (1797—1876).

Genaue Beschreibung der Muskeltrichine durch RICHARD OWEN (1804—1892). 1835
JOHANNES MÜLLER: Über den feineren Bau und die Formen der Geschwülste. 1838

In *Deutschland* geht man den Problemen vor allem mit Hilfe der klinischen Sektion unter Bereicherung der *pathologischen Anatomie* nach. Vorbildlich ist nach dieser Richtung der Kliniker LUKAS SCHÖNLEIN (1793—1864) in Würzburg, Zürich und Berlin. In *Österreich* bricht die Zeit des Glanzes der sog. „jüngeren Wiener Schule" an mit JOSEPH SKODA (1805—1881), der die Befunde der Auskultation und Perkussion an der Leiche mit besonderer Sorgfalt kontrolliert, und mit dem hervorragenden KARL V. ROKITANSKY (1804—1878) als führendem Pathologen der Zeit. ROKITANSKY vertritt noch eine Art Humoralpathologie, indem er die morphologisch nachweisbaren pathologischen Bildungen von „Krasen" abhängig sein läßt. Im Kampf gegen diese Lehre wird der junge VIRCHOW groß; unter ihm wird das Mikroskop das beherrschende Instrument des Pathologen.

R. VIRCHOW stellt zuerst 1852 und in umfassender Weise 1855 den Grundsatz auf, daß „die Zelle wirklich das letzte Formelement aller lebendigen Erscheinungen sowohl im Gesunden als im Kranken ist, von welchem alle Tätigkeit des Lebens ausgeht". Damit wird die Krankheit, deren Sitz MORGAGNI in die Organe, BICHAT in die Gewebe verlegt hatte, auf Zellveränderungen zurückgeführt.

So wird VIRCHOW unter Betonung der Lehre „omnis cellula e cellula" der Vater der *Zellularpathologie,* der modernen pathologischen Histologie und 1858 experimentellen Pathologie, indem er die krankhaften Vorgänge (z. B. die Embolie) im Körper experimentell zu erzeugen versucht. VIRCHOW trennt noch schärfer als bisher den Krankheitsprozeß ($\nu\acute{o}\sigma o\varsigma$) von dem krankhaften Zustand ($\pi\acute{a}\vartheta o\varsigma$).

Von VIRCHOWS bahnbrechenden und grundlegenden Arbeiten sind alle anderen Fächer der Medizin im weiteren Verlauf des Jahrhunderts befruchtet worden. Im Mittelpunkt steht überall die gesunde oder die kranke Zelle. Mit der Zellularpathologie wurden die humoralen, solidaren, vitalistischen Theorien überwunden und die krankhaften Veränderungen als physikalisch-chemische Veränderungen der Zellen aufgefaßt. Auch die Entdeckung der Zellgranula und der extrazellulär wirkenden Fermente hat der Zellularpathologie keinen Abbruch getan. Die Herkunft der paraplastischen Substanzen aus modifiziertem Protoplasma stellt erst recht die Zelle in den Mittelpunkt des vitalen Geschehens.

## *Vorbereitung der bakteriologischen Ära*

AGOSTINO BASSI (1773—1856) erkennt einen Pilz als Ursache der Seidenraupenkrankheit. 1837
Hefepilze als Ursache der Gärung von CHARLES CAGNIARD DE LA TOUR (1777—1859) nachgewiesen. Bestätigung durch SCHWANN.
CHRISTIAN EHRENBERGS (1795—1876) Werk über die Infusionstierchen. 1838
Favuspilz im Kopfgrindausschlag von SCHÖNLEIN nachgewiesen. 1839
Theorie des Contagium vivum von HENLE.
OLIVER WENDELL HOLMES (1809—1894) sieht die Ursache des Kindbettfiebers in der Infektion mit Leichengift und der Übertragung von einer kranken Wöchnerin auf die andere. 1843
Definitive Entdeckung der infektiösen Ursache des Kindbettfiebers durch IGNAZ PHILIPP SEMMELWEIS (1818—1865). 1847
ALOIS POLLENDER (1800—1879) sieht zum erstenmal die Milzbrandstäbchen im Blut von milzbrandkranken Tieren. 1849
Nachweis des Distomum haematobium als Ursache der Bilharziosis durch THEODOR BILHARZ (1825—1862). 1851/53
WILHELM GRIESINGER (1817—1868) erkennt das Ankylostoma duodenale als Ursache der tropischen Chlorose. 1854
Definitive Widerlegung der spontanen Entstehung von Bakterien durch LOUIS PASTEUR (1822—1895). 1857

## Innere Medizin

Unter dem Eindruck der großen Erfolge, welche die naturwissenschaftliche Behandlung der Medizin im Ausland zu verzeichnen hat, erlebt SCHOENLEIN in sich die Wendung von dem naturphilosophischen zum naturwissenschaftlichen Arzttum. Er wird der Begründer der modernen klinischen Methode in Deutschland und der führende deutsche Kliniker.

1837 SCHÖNLEIN beschreibt die Peliosis rheumatica.

In dem Bestreben, durch die Naturwissenschaften über die naturphilosophischen und naturhistorischen Spekulationen, über den reinen Empirismus und den, vor allem in Wien von manchen vertretenen, nihilistischen Standpunkt hinaus-
1842 zukommen, begründen KARL WUNDERLICH (1815—1877) und WILHELM ROSER (1817—1888) die deutsche Richtung der *physiologischen Medizin*, HENLE und KARL PFEUFER (1806—1869) die damit verwandte *rationelle Heilkunde*.

## Kinderheilkunde

1843 Dreibändige Kinderheilkunde von ANTOINE CHARLES ERNEST BARTHEZ (1811—1891) und FRÉDÉRIC RILLIET (1814—1861).

## Bereicherungen der Diagnostik

1841 Zuckerprobe von KARL AUGUST TROMMER (1806—1879).
1844 Zuckerprobe von JOHN MOORE und JOH. FLORIAN HELLER (1813—1871).
EILHARD MITSCHERLICH (1794—1863) konstruiert den Polarisationsapparat, der zur Zuckerbestimmung im Harn verwendet wird.
J. HENLE entdeckt (nicht ohne Vorläufer) die Harnzylinder.
1845 Nachweis der elastischen Fasern im Auswurf von Lungenkranken durch JAKOB SCHROEDER VAN DER KOLK (1797—1862).
1848 Zuckerprobe von HERMANN VON FEHLING (1812—1885).
1850/51 Begründung der modernen Thermometrie am Krankenbett durch LUDWIG TRAUBE (1818 bis 1876) und FRIEDR. WILH. FELIX VON BAERENSPRUNG (1822—1864).
1852 KARL VIERORDT (1818—1884) berechnet die Zahl der menschlichen Blutzellen.
Eiweißprobe von HELLER.
Ausbau der Perkussion und Auskultation durch ANTON WINTRICH (1812—1882), KARL GERHARDT (1833—1902) u. a.
1854 Erfindung des Kehlkopfspiegels durch den Sänger MANUEL GARCIA (1805—1906).
Wintrichscher Wechsel des tympanitischen Schalles je nach Schließen und Öffnen des Mundes.
1857 WILHELM PETTERS (1820—1875) entdeckt das Azeton im Harn und Blut bei Diabetes an dem an Chloroform erinnernden Geruch. JOSEPH KAULICH (1830—1886) bestätigt 1860 den Befund durch die chemische Analyse.

## Bereicherung der therapeutischen Methoden

1853 Subkutanspritze von CHARLES PRAVAZ (1791—1853) zur Therapie verwendet.
1854 Lungenheilstättenbehandlung durch HERMANN BREHMER (1826—1889) eingeführt.
Zimmergymnastik von MORITZ SCHREBER (1808—1861).
Elektrotherapie durch GUILLAUME DUCHENNE (1806—1875) und REMAK.
1855 Sonnenbäderbehandlung durch ARNOLD RIKLI (1823—1906).

## Pharmakologie

1849 In Dorpat wird von RUDOLF BUCHHEIM (1820—1879) das erste Spezialinstitut für experimentelle Pharmakologie gegründet und ihr Forschungsprogramm aufgestellt.
1851 Nach zahlreichen Untersuchungen anderer über die Digitaliswirkung begründet TRAUBE mit seinem Tierexperiment die moderne Digitalistherapie des Herzens.

## Chirurgie

Das grundlegende Ereignis dieses Zeitabschnittes, welches einen tiefen Einschnitt in der Gesamtentwicklung der Medizin darstellt, ist die Einführung der *Allgemeinnarkose:*

Im Anschluß an die Veröffentlichung von Davy über die Wirkung des „Lachgases" benutzt 1800
man in Amerika Lachgasinhalationen zu gesellschaftlichen Belustigungen und lernt bei
solchen Gelegenheiten ähnliche Wirkungen des Äthers kennen.

Der Chirurg Crawford Williamson Long (1815—1878), dem diese „Scherze" bekannt 1842
sind, operiert eine Rückengeschwulst schmerzlos im Ätherrausch.

Der Zahnarzt Horace Wells (1815—1848) läßt sich selbst einen Zahn unter Einatmung 1844
von Stickoxydul ziehen und extrahiert mit derselben Methode bei seinen Patienten Zähne
schmerzlos. Ein Mißlingen der Narkose bei der Vorführung vor einem größeren Auditorium
treibt ihn zum Selbstmord.

Endgültige Einführung der Ätherinhalationsnarkose durch den Chemiker Charles Jack- 1846
son (1805—1880) und den Arzt und Zahnarzt William T. G. Morton (1819—1868).
30. 9. schmerzlose Zahnextraktion durch Morton.
16. 10. schmerzlose Operation einer Nackengeschwulst durch John Collins Warren
(1778—1856) in Boston.
21. 12. erste Oberschenkelamputation in Äthernarkose durch Robert Liston (1794—1847)
in England.

Marie Jean Pierre Flourens (1794—1867) gibt die betäubende Wirkung des Chloro- 1847
forms nach Tierversuchen bekannt.

Einführung der Chloroforminhalationsnarkose bei Geburten und Operationen durch den
Engländer James Young Simpson (1811—1870).

## Zahlreiche neue Operationsverfahren

Besonders zu nennen: Operative Behandlung des Schielens durch Dieffenbach. 1839
Erste zielbewußte Appendektomie gegen Blinddarmentzündung zur Vermeidung der Per- 1848
foration durch Henry Hancock (1809—1880) in London.
Einführung der Galvanokaustik durch Gustav Samuel Crusell (1810—1858).
Subkutane Osteotomie durch Bernhard Langenbeck (1810—1887). 1852
Blüte der operativen Orthopädie unter Ludwig Stromeyer (1804—1876).

## Geburtshilfe und Gynäkologie

Die Erkenntnis der Bedeutung der Entdeckung von Semmelweis setzt sich nur langsam
und gegen Widerstände durch. Grundlegende Arbeiten von Gustav Adolf Michaelis 1851—61
(1798—1848) und Karl Konrad Theodor Litzmann (1815—1890) über das Becken, seine
Deformitäten und den Geburtsmechanismus. Beginn einer mehr konservativen Geburts-
hilfe. Zahlreiche Förderungen auf Einzelgebieten:
Einführung der Curettage zur Beseitigung von Wucherungen der Uterusschleimhaut durch 1846
Joseph Claude Anthelme Récamier (1774—1856).
In den fünfziger Jahren verbesserte Methoden zur Behandlung des kompletten Dammrisses 1850
durch Franz Schuh (1804—1865), Langenbeck u. a.
Neue Operation der Blasenscheidenfistel durch Marion Sims (1813—1883) und Gustav 1852
Simon (1824—1876). 1854
Einführung des Handgriffes zur Expression der Plazenta durch Karl Credé (1819—1892). 1853
Amputation des fibromatösen Uterus durch Laparotomie durch Walter Burnham und 1853—55
Gilman Kimball (1804—1892).
1858 beginnt die erfolgreiche Serie der Ovariotomie mit den Operationen von Thomas 1858
Spencer Wells (1818—1897).

## Psychiatrie

Grundlegender Fortschritt durch die Einführung des *No-restraint-Systems* der Irren- 1856
behandlung durch John Conolly (1794—1866).

## Augenheilkunde

Der Helmholtzsche Augenspiegel schafft der Ophthalmologie ein völliges Neuland. Seit 1851
Helmholtz konstruiert das Ophthalmometer zur Bestimmung des Radius der licht- 1852
brechenden Medien des Auges.
Ernst Adolf Coccius (1825—1890) und Donders weisen die Netzhautablösung ophthal- 1853
moskopisch nach.
Behandlung des Glaukoms durch die Iridektomie, Verbesserung der Kataraktoperation 1857
durch Albrecht von Graefe (1828—1870).
Als Tabessymptom wird die reflektorische Pupillenstarre von Douglas Argyll Robertson 1864
(1837—1909) beschrieben.

## Laryngologie

Verbesserte Konstruktion des Kehlkopfspiegels und Einführung desselben in die praktische 1857/58
Medizin durch Ludwig Türck (1810—1868) und Joh. Czermak (1828—1873).

### Ohrenheilkunde

1845 Der Landarzt FRIEDRICH HOFMANN (1806—1886) erfindet den perforierten Hohlspiegel zur Beleuchtung bei der Ohrendoskopie.
JOSEPH TOYNBEE (1815—1866) stellt die pathologische Anatomie des Gehörorgans auf eine exakte wissenschaftliche Basis.
Bedeutendste Ohrenkliniker:
In *Deutschland:* WILHELM KRAMER (1801—1875),
in *England:* WILLIAM R. W. WILDE (1815—1876),
in *Frankreich:* PROSPER MÉNIÈRE (1799—1862).

### Dermatologie

1838 Endgültige Scheidung zwischen gonorrhoischer und syphilitischer Erkrankung durch PHILIPPE RICORD (1800—1889).
1845 Begründung der pathologisch-anatomischen Erfassung der Dermatologie durch FERDINAND HEBRA (1816—1880).
Förderung der Lehre von den konstitutionellen Dermatosen durch PIERRE ANTOINE ERNESTE BAZIN (1807—1878).

### Standesverhältnisse

Die Revolutionszeit bringt in fast allen europäischen Ländern eine *ärztliche Reformbewegung.* In Deutschland zielt sie vor allem auf Einheitlichkeit, Niederlassungsfreiheit, freie Arztwahl und Selbstverwaltung ab. Zunehmende Bedeutung der von den Ärzten zur Wahrung ihrer Belange gegründeten Vereine.

1852 In Preußen Abschaffung der verschiedenen Klassen von Heilkundigen, Aufhebung des Unterschieds zwischen Arzt und Chirurg. Einheitlichkeit des Ärztestandes. Anpassung der Staatsprüfung an die Ergebnisse der naturwissenschaftlichen Medizin.

1855 Erste zahnärztliche Klinik zu Unterrichtszwecken in Deutschland auf Anregung von ALBRECHT VON GRAEFE in Berlin gegründet.

## Zweiter Abschnitt

Etwa
1858—1878 *Vorherrschen der Zellularpathologie, des morphologischen Denkens, der mechanistischen Biologie und der Deszendenztheorie*

Imperialistische Politik der europäischen Mächte. Rapider Aufstieg Amerikas. 1868 Beginn der Europäisierung Japans. Zeit der europäischen Entscheidungen, die zur Einheit des Deutschen Reiches führen. 1864 Begründung der Genfer Konvention vom Roten Kreuz (HENRI DUNANT, 1828—1910). Zunahme des bürgerlichen Liberalismus und des demokratischen Gedankens. 1861 Aufhebung der Leibeigenschaft in Rußland. Anfänge der Sozialdemokratie. Realismus in der Kunst und Literatur. ZOLA von dem Physiologen CLAUDE BERNARD beeinflußt. Darwinismus in der Geschichtsschreibung und Philosophie (ERNST HAECKEL, 1834—1919). Neukantianismus. Psychologische Richtung der Philosophie. Psychophysik von GUSTAV THEODOR FECHNER (1801—1887). Zunehmende *Spezialisierung* der Medizin. Entwicklung der europäischen Heilkunde zur *Weltmedizin.*

### Wichtigste Ergebnisse der Chemie und Physik für die Medizin

1859 Spektralanalyse von GUSTAV ROBERT KIRCHHOFF (1824—1887) und ROBERT BUNSEN (1811—1899).
Synthese der Salizylsäure durch HERMANN KOLBE (1818—1884).
Der schottische Ingenieur WILLIAM J. M. RANKIN (1820—1872) prägt die Ausdrücke „potentielle" und „kinetische" Energie für diese verschiedenen Kraftformen.
1860 Reindarstellung des Kokains durch ALBERT NIEMANN (1834—1861).
1862 Feststellung der richtigen empirischen Strukturformel des Kokains und seiner Strukturbausteine durch WILHELM LOSSEN (1838—1906).
1865 Benzolring als Basis der Konstitution der aromatischen Verbindungen von AUGUST KEKULÉ VON STRADONITZ (1829—1896) erkannt.
1867 Große Fortschritte der Anilinstoffchemie.
Darstellung des Formaldehyds durch AUGUST WILHELM VON HOFMANN (1818—1892).
1869 Periodisches System der Elemente von LOTHAR MEYER (1830—1895) und DMITRIJ IVANOVIČ MENDELEEV [MENDELEJEW] (1834—1907).

Entdeckung der Kathodenstrahlen durch JOHANN WILHELM HITTORF (1824—1914).

Herstellung des Eosins durch HEINRICH CARO (1834—1910). 1871

Kondensatorbeleuchtungsapparat des Mikroskops von ERNST ABBE (1840—1905) konstruiert. 1872

Chemische Natur der Ptomaine von FRANCESCO SELMI (1817—1881) nachgewiesen. 1873

Herstellung des Methylenblau durch CARO. 1876

Konstruktion des ersten Phonographen durch THOMAS A. EDISON (1847—1931). 1877

Konstruktion der Kohlenfadenlampe durch EDISON. 1879

## Biologie

Die *biologischen Grundlagen* der Medizin sind durch wichtige Fortschritte in der Zellenlehre, durch die fruchtbare Anwendung der Deszendenztheorie, der vergleichenden Morphologie (THOMAS HUXLEY, 1825—1895; KARL GEGENBAUR, 1826—1903) und Entwicklungsgeschichte auf die Anatomie sowie durch bahnbrechende neue Erkenntnisse in den biochemischen und biophysikalischen Lebensvorgängen charakterisiert.

Versuche von ARNOLD ADOLF BERTHOLD (1803—1861) in Göttingen an kastrierten Hähnen mit Wiedereinpflanzung der Keimdrüse (Vorläufer der experimentellen Begründung der Lehre von der inneren Sekretion). 1849

CLAUDE BERNARD prägt den Begriff „innere Sekretion". 1855

CHARLES DARWIN (1809—1882) veröffentlicht die Lehre vom Ursprung der Arten durch natürliche Zuchtwahl. 1859

WILHELM KRAUSE (1833—1910) entdeckt die nach ihm benannten Endkolben der Nerven. 1860

Beginn der tierelektrischen Studien von EDUARD PFLÜGER (1829—1910): Elektrotonus.

Zelle als Elementarorganismus (E. BRÜCKE).

Protoplasmatheorie von MAX SCHULTZE. 1861

Exakte Berechnung der Stoffwechselbilanz durch MAX PETTENKOFER (1818—1901) und KARL VOIT (1831—1908).

Entdeckung des Sprachzentrums durch PAUL BROCA (1824—1880).

Begründung der physikalischen Theorie der Tonempfindung durch H. HELMHOLTZ. 1863

Nachweis der Kohlenoxydvergiftung mit der Spektralanalyse des Blutes durch FELIX HOPPE-SEYLER (1825—1895). 1865

Erste Veröffentlichung von GREGOR MENDEL (1822—1884) über seine Vererbungsgesetze.

Spermatozoon und Ei als Zelle von ADOLF VON LA VALETTE ST. GEORGE (1831—1910) nachgewiesen. 1865/66

Aufstellung der Vererbungsregeln durch FRANCIS GALTON (1822—1911), der (1904) den Ausdruck *Eugenik* prägt. 1869

Nachweis des Glykogens in der Muskelfaser (unabhängig von CLAUDE BERNARD, der 1859 seinen Verbrauch bei der Muskelarbeit erkannt hatte) durch OTTO JOHANN FRIEDR. NASSE (1839—1903) und VIKTOR HENSEN (1835—1924).

Beginn der Untersuchungen über die motorischen Zentren der Hirnrinde durch GUSTAV THEODOR FRITSCH (1838—1927) und EDUARD HITZIG (1838—1907). 1870

Entdeckung der Nerveneinschnürungen durch LOUIS RANVIER (1835—1922). 1872

Formulierung des schon seit 1866 konzipierten „biogenetischen Grundgesetzes" durch E. HAECKEL.

Gasträatheorie von HAECKEL.

Entdeckung des Thrypsins durch WILHELM KÜHNE (1837—1900). 1874

Befruchtungsvorgang am Seeigelei von OSCAR HERTWIG (1849—1922) beobachtet. 1875

Anfänge der Entwicklungsmechanik bei WILHELM HIS D. Ä. (1831—1904).

FR. GALTON veröffentlicht die Arbeit: „Die Geschichte der Zwillinge als Prüfstein der Kräfte von Anlage und Umwelt."

FRANZ BOLL (1849—1879) erkennt die Bedeutung des schon von A. KROHN 1842 bei Cephalopoden beobachteten Sehpurpurs im Auge. 1876/77

Anfänge der Mizellartheorie des Protoplasmas von KARL WILHELM VON NAEGELI (1817 bis 1891). 1877

## Pathologie

Der *Pathologie* gibt neben der Zellenlehre die Kleinarbeit des Analytikers, das Mikroskop und der Virchowsche Lokalisationsgedanke das Gepräge. Wenn auch VIRCHOW ausdrücklich und immer wieder betont, daß erst die pathologische Physiologie die Lösung bringen kann, und die Rückwirkung des lokalen Vorganges auf den ganzen Körper nicht vernachlässigt, bleibt die Hauptmethode des Pathologen um diese Zeit die morphologische. Das Lebendige wird aus dem Zustandsbild des Statischen erschlossen. So versucht man nicht nur den Sitz, sondern auch die Entwicklung der Krankheit, den Ablauf des Krankheitsprozesses pathologisch-anatomisch und experimentell festzulegen. Die Pathogenese wird neben der Ätiologie das grundlegende Einteilungsprinzip. Die den allgemeinen affektiven und reaktiven Veränderungen des Zellebens zugrunde liegenden morphologischen Merkmale werden auf das sorgfältigste studiert, besonders die Lehre von der Entzündung und von den Geschwülsten auf eine feste morphologische Grundlage gestellt.

1860 Klärung der Trichinose beim Menschen durch FRIEDRICH ALB. ZENKER (1825—1898).
1863 Bahnbrechende Untersuchungen von FRIEDRICH RECKLINGHAUSEN (1833—1910) und JULIUS COHNHEIM (1839—1884) über die Auswanderung der „Wanderzellen" bei der Entzündung.

PETTENKOFERS Lehre von der örtlichen und zeitlichen Gebundenheit der Seuchen im Zusammenhang mit dem Grundwasser und dem Klima, die er im Anschluß an seine seit dem Jahre 1854 erfolgten Cholerauntersuchungen aufstellt, wird fast allgemein anerkannt. Die Erforschung der Krankheitsursache bekommt neue Gesichtspunkte durch das

## *Aufblühen der Bakteriologie*

1863—1866 Cholerapandemie.
1863 PASTEURS Untersuchungen über die parasitäre Erkrankung der Seidenraupe. Im Anschluß an seine Übertragungsversuche von Weinkrankheiten führt CASIMIR JOSEPH DAVAINE (1812—1882) künstliche Übertragungen von Milzbrand mit dem Blut milzbrandkranker Tiere durch.
1871 Untersuchung der Bakterien im Gewebe durch RECKLINGHAUSEN.
1873 Mitteilung der von ihm schon 1868 gemachten Entdeckung der Spirochaeten im Blut von Rückfallfieberkranken durch OTTO OBERMEIER (1843—1873).
1874 GREGOR N. MÜNCH (1836—1896) stellt durch Selbstversuch die Übertragbarkeit des Rückfallfiebers durch das Blut fest und gibt der Überzeugung Ausdruck, daß Insekten die Infektionsträger sind.
1875 Neue Methoden des Nachweises von Bakterien im Gewebe mit Anilinfarben durch KARL WEIGERT (1845—1904).
1876 Klare Trennung der verschiedenen Bakterienarten auf Nährböden durch FERDINAND JULIUS COHN (1828—1898).
Entscheidende Versuche der Milzbrandübertragung durch die erste Bazillenreinkultur von ROBERT KOCH (1843—1910).
1878 Wundinfektion von KOCH auf ganz bestimmte Bakterien zurückgeführt.
Neue Färbungsmethoden von ihm auf der Naturforscherversammlung in Kassel demonstriert.
EDWIN KLEBS (1834—1913) will gegen VIRCHOW den Schwerpunkt der ganzen Pathologie in die Bakteriologie verlegen. Beginn einer kurzen Aera der „orthodoxen Bakteriologie".

## *Klinische Medizin*

Die *klinische Medizin* erhält in der Zellularpathologie eine einheitliche Grundlage. Dem Praktiker erleichtert, verfeinert und vertieft diese durch die genauere Erfassung der Einzelheiten des krankhaften Vorganges die Beobachtung der Symptome; sie überwindet entsprechend der Tendenz VIRCHOWS, der Praxis zu dienen, zusammen mit der experimentellen Pharmakologie die reine Empirie und stellt die Therapie auf eine solide Basis. Dadurch fördert sie den *Ausbau der Behandlungsmethoden*. Auch von der *Physiologie* her werden die diagnostischen und therapeutischen Methoden bereichert.

1873 Gründung des Archivs für experimentelle Pathologie und Pharmakologie durch den Pathologen EDWIN KLEBS, den Kliniker BERNHARD NAUNYN (1839—1925) und den Pharmakologen OSWALD SCHMIEDEBERG (1838—1921).
Der Spezialismus nimmt weiter zu. Die Bakteriologie entfaltet ihre volle Wirkung auf die Praxis erst im folgenden Zeitabschnitt.

## Bereicherung der Diagnostik

Perkussionsschallwechsel bei Lageveränderung des Patienten beobachtet durch ANTON 1863
BIERMER (1827—1892).

Graefesches Zeichen beim Basedow (ALBRECHT VON GRAEFE).    1864

ADOLF KUSSMAUL (1822—1902) führt nach älteren Vorbildern die Magensonde zu thera- 1867/69
peutischen Zwecken ein. Ihre große Bedeutung für die Diagnose der Magenkrankheiten
wurde (1879) von WILHELM O. LEUBE (1842—1922) erkannt.

Erbsche Entartungsreaktion (WILHELM ERB, 1840—1921).    1868

Seltener Lidschlag und weite Lidspalte beim Basedow beschrieben von KARL STELLWAG 1869
VON CARION (1823—1904).

Asthmakristalle im Sputum von ERNST LEYDEN (1832—1910) entdeckt.

WILHELM ERB und CARL WESTPHAL (1833—1890) erkennen unabhängig voneinander die 1870/71
diagnostische Bedeutung des Verhaltens des Patellarreflexes bei Erkrankungen des Nervensystems.

Quantitative Eiweißbestimmung durch GEORGE HUBERT ESBACH (1843—1890).    1874

Ausbleiben des Patellarreflexes als Symptom der Tabes durch WESTPHAL und ERB be- 1875
schrieben.

Phenolnachweis im Urin durch ERNST LEOPOLD SALKOWSKI (1844—1923).    1876

Entdeckung von Spiralen im Sputum Bronchialkranker durch HEINRICH CURSCHMANN 1882
(1846—1910) und EMIL UNGAR (1849—1934).

## Neue Krankheitsbilder

Landrysche Lähmung beschrieben durch JEAN BAPTISTE OCTAVE LANDRY (1826—1865).    1859

Kinderskorbut von JULIUS MÖLLER (1819—1887), später (1883) von THOMAS BARLOW 1860
(1845—1945) beschrieben.

Progressive Bulbärparalyse beschrieben von ADOLF WACHSMUTH (1827—1865).    1864

BIERMER beschreibt das Krankheitsbild der perniziösen Anämie und gibt ihr (1872) den Namen.    1868

Huntingtonsche Chorea (GEORGE HUNTINGTON; 1851—1916).    1872

Myxödem von WILLIAM W. GULL (1816—1890) als „kretinoider Zustand des Erwachsenen" 1873
zuerst beschrieben.

Hereditäre Ataxie von NIKOLAUS FRIEDRICH (1825—1882) beschrieben.    1876

JULIUS THOMSEN (1815—1896) beschreibt die Myotonia congenita.

Exakte Beschreibung der Pagetschen Krankheit (Osteitis deformans) durch JAMES PAGET
(1814—1899).

## Therapeutische Fortschritte

Mechanotherapie von GUSTAV ZANDER (1835—1920) begründet.    1865

Chloralhydrat als Schlafmittel von OSKAR LIEBREICH (1839—1908) eingeführt.    1869

Fortschritte in der Fieberbehandlung durch hydrotherapeutische Maßnahmen und neuent-
deckte oder neudargestellte Antipyretica, vor allem Salizylsäureverbindungen.

Erste Arbeiten über die bakterizide Wirkung des Sonnenlichts von ARTHUR DOWNES 1877
(1851—1938) und THOMAS P. BLUNT (1842—1929).

## Hohe Blüte der Chirurgie

Verbesserung der Narkosetechnik, Einführung der lokalen Betäubung mit dem Äther- bzw. 1866/67
Chloräthylspray durch BENJAMIN WARD RICHARDSON (1828—1896) bzw. J. B. ROTTENSTEIN.

Begründung der Antisepsis durch JOSEPH LISTER (1827—1912).    1867—1874

Einführung der künstlichen Blutleere durch FRIEDRICH ESMARCH (1823—1908).    1873

CYPRIEN ORÉ (1828—1890) macht den Versuch, an Stelle der Inhalationsnarkose die intra- 1875
venöse Injektion von Chloralhydrat zu setzen.

ERNST VON BERGMANN (1836—1907) ersetzt die Karbolantisepsis durch die Sublimatanti- 1877
sepsis.

## Neue Operationen

Exstirpation des halben und ganzen Kehlkopfes durch ALEXANDER WATSON (gest. 1902).    1866

Exstirpation der Niere durch G. SIMON.    1869

Transplantationschirurgie von JACQUES REVERDIN (1842—1929) und KARL THIERSCH
(1822—1895).

Erfolgreiche Resektion des Oesophagus beim Hund durch THEODOR BILLROTH (1829—1894).    1872

Einführung des Thermokauters durch CLAUDE ANDRÉ PAQUELIN (1836—1905).    1876

CARL GUSSENBAUER (1842—1903) reseziert, nicht ohne Vorläufer, wie JEAN FRANÇOIS 1877
REYBARD u. a., das Colon bei Dickdarmkrebs.    1878

Operative Heilung der Schlottergelenke durch EDUARD ALBERT (1841—1900).

Osteotomie bei X-Beinen durch WILLIAM MAC EWEN (1848—1924).

## Operative Ära der Geburtshilfe und Gynäkologie

Die durch SEMMELWEIS begründeten und durch LISTER vertieften Methoden der Verhütung des Kindbettfiebers setzen sich immer energischer und erfolgreicher durch und bewähren sich auch in der Gynäkologie.

1860 Schultzesche Schwingungen bei Asphyxie der Neugeborenen eingeführt durch BERNHARD SIGISMUND SCHULTZE (1827—1919).

1864 Ausbau der bimanuellen gynäkologischen Untersuchung durch B. S. SCHULTZE, JOH. v. HOLST (1823—1906), ALFRED HEGAR (1830—1914) u. a.
Ende der 60er bis Anfang der 70er Jahre Ausbau der modernen Prolapsoperationen, vor allem durch G. SIMON und A. HEGAR.

1872 Kastration bei Fibrom durch R. BEATTY, A. HEGAR und ROBERT LAWSON TAIT (1845—1899). Beschreibung der gonorrhoischen Adenexerkrankungen der Frau durch EMIL NOEGGERATH (1827—1895).

1875 JOH. JAKOB BISCHOFF (1841—1892) in Basel bringt die Grundsätze der antiseptischen Verhütung des Kindbettfiebers in seiner geburtshilflichen Klinik zur strikten Durchführung.

1876 Kaiserschnitt mit anschließender supravaginaler Amputation von EDOARDO PORRO (1842 bis 1902).

1877 Achsenzugzange von STÉPHANE TARNIER (1828—1897).

1876—1878 Glänzende Ergebnisse der abdominellen Fibromoperation durch A. HEGAR und KARL SCHROEDER (1838—1887).

1878 Verbesserung der Technik der vaginalen Operation des krebsigen Uterus durch VINZENZ CZERNY (1842—1916).
Erste erfolgreiche abdominelle Totalexstirpation des krebsigen Uterus durch WILHELM ALEXANDER FREUND (1833—1918).

1894/95 Hegarsches Zeichen zur Frühdiagnose der Schwangerschaft.

## Psychiatrie

Die *Psychiatrie* tut um diese Zeit den entscheidenden Schritt zur Gewinnung einer anatomisch-pathologischen Basis für die Deutung der Symptomkomplexe der Psychosen, gewinnt neue Einsichten in die Ätiologie der seelischen Erkrankungen und einen engeren Anschluß an die Neurologie.

Etwa 1865—1867 Den Ausgangspunkt dieser Bestrebungen in Deutschland bilden die Arbeiten von W. GRIESINGER in Berlin.

1865—1872 Untersuchungen zur pathologischen Anatomie und Physiologie des Gehirns durch THEODOR MEYNERT (1833—1892).

1874 KARL WERNICKE (1848—1905) beschreibt die sensorische Aphasie.

1875 Rindenepilepsie von JOHN HUGHLINGS JACKSON (1834—1911) beschrieben.

## Dermatologie

In der *Dermatologie* führt die Virchowsche Lehre zu einer fruchtbaren, lokalistisch und morphologisch gerichteten Erforschung der Hautkrankheiten, die zahlreiche neue Dermatosen unterscheiden lehrt, ohne den Zusammenhang mit Allgemeinkrankheiten zu übersehen.
Beispiele:

1861 Herpes zoster von F. VON BAERENSPRUNG als infektiöse hämorrhagisch-entzündliche Erkrankung der entsprechenden Spinalganglien beschrieben.
Dermatitis exfoliativa von WILLIAM JAMES ERASMUS WILSON (1809—1884) beschrieben.

1870 Rhinosklerom von HEBRA beschrieben.

1872 Melanosarkom der Haut von MORITZ KAPOSI (1837—1902).

1876 Diabetische Dermatitis von KAPOSI beschrieben.

## Laryngologie

Die *Laryngologie* erfährt eine wesentliche Erweiterung und Vertiefung durch die Erkenntnis ihrer Wichtigkeit für die Diagnose allgemeiner Erkrankungen und durch eine engere Verbindung mit der Oto- und Rhinologie.

1860 Einführung der modernen Rhinoskopie durch CZERMAK.

1861 Ohrenlabyrinthschwindelsymptom von MÉNIÈRE beschrieben.
Erste endolaryngeale Operation unter Leitung des Kehlkopfspiegels durch VIKTOR BRUNS (1812—1883).

Frühes Auftreten syphilitischer Geschwüre am Zungengrund und Kehlkopf durch L. TÜRCK  Etwa 1866
nachgewiesen.
Einführung der Galvanokaustik in die Laryngologie durch FRIEDRICH VOLTOLINI  1867
(1819—1889).
Beschreibung der adenoiden Vegetationen durch HANS WILHELM MEYER (1824—1895).   1868
Typische Methode der Aufmeißelung des Processus mastoideus von HERMANN SCHWARTZE  1873
(1837—1910) und ADOLF EYSELL (1846—1934) beschrieben.

### Ophthalmologie

Bahnbrechende Untersuchungen von FRANS CORNELIS DONDERS (1818—1889) über die  1864
Anomalien der Refraktion und Akkomodation des Auges.
Beschreibung der sympathischen Ophthalmie durch A. VON GRAEFE.                  1866
Zunehmende Bedeutung des Augenspiegels für die Diagnose innerer Krankheiten.
Tuberkulose der Aderhaut als Symptom der akuten Miliartuberkulose von COHNHEIM
erkannt.
EDWIN THEODOR SAEMISCH (1833—1909) beschreibt den Frühjahrskatarrh der Bindehaut,  1876
THEODOR LEBER (1840—1917) die Zirkulations- und Ernährungsstörungen am Auge.
Studien von FRITJOF HOLMGREN (1831—1897) über die Farbenblindheit.             1878

### Zahnheilkunde

Die *Zahnheilkunde* wird vor allem durch die Zahnmikroskopie wissenschaftlich
gefördert und erfährt namentlich von den um diese Zeit hier führenden Ameri-
kanern einen großen Aufschwung der konservativen Technik.

### Beginn der modernen Hygiene

Bahnbrechend PETTENKOFER, der den ersten ordentlichen Lehrstuhl für Hygiene in Deutsch-  1865
land (München) erhält.
Gründung des Kaiserlichen Gesundheitsamtes in Berlin.                          1876

### Standesverhältnisse

Physikum in Preußen eingeführt, später für das ganze Deutsche Reich über-  1861
nommen.
Ärztlicher Beruf zum freien Gewerbe erklärt. Kurierfreiheit. Staatsexamen an  1869
die Universitäten gebunden. Approbation für alle deutschen Bundesstaaten
gültig. Doktortitel in Deutschland unabhängig von den Prüfungen für die Ap-
probation.
Für Zahnärzte wird Primareife, ein zweijähriges zahnärztliches Universitäts-
studium und der Nachweis praktischer Übungen auf technischem Gebiet verlangt.
Gründung des deutschen Ärztevereinsbundes durch HERMANN EBERHARD  1872/73
FRIEDRICH RICHTER (1826—1876).
Erste ärztliche Approbation und Promotion einer Frau in einem modernen  1869
Staate, der Schweiz (Zürich).

## Dritter Abschnitt

### Höhepunkt der Bakteriologie

Etwa
1878—1900

Deutschland auf der Höhe seiner Weltmachtstellung. Zunehmende Bedeutung der Sozialdemokratie in der Politik. Fin de siècle-Stimmung der europäischen Kultur. Seit Ende der
achtziger Jahre vereinzelte Gegnerschaft gegen den einseitigen Naturalismus in Literatur
und Kunst. 1881 erste internationale Elektrizitätsausstellung in Paris. 1882 Gründung der
physikalisch-technischen Reichsanstalt in Berlin. 1885 Erfindung des Gasglühlichts durch
AUER VON WELSBACH. 1892 Choleraepidemie in Hamburg.

Die Medizin dieser Zeit charakterisiert der *Höhepunkt der Bakteriologie*, neben
der die *Serologie* in den Vordergrund des Interesses tritt. Das morphologische
Denken wird durch das humoral-serologische ergänzt. In der Pathologie erweitert sich die morphologisch-anatomische Forschung nach der *experimentellen*
Seite. Neben die mechanistische Erfassung des Lebens und der Krankheit tritt
eine neue *vitalistische*.

1887 Gustav v. Bunge (1844—1920) erwartet von der Zukunft eine vitalistische Medizin.
1888 Georg Eduard Rindfleisch (1836—1908) prägt für die neue Richtung die Bezeichnung „Neovitalismus".
1893 Neovitalistische Theorie von Hans Driesch (1867—1941).
1895 Versuch von Wilhelm Ostwald (1853—1932), den Materialismus durch eine sog. energetische Weltanschauung zu überwinden.

## Wichtigste Ergebnisse der Chemie und Physik

1883 Elektronentheorie von Hendrik Antoon Lorentz (1853—1928).
1884 Studien von Jacobus Hendricus van't Hoff (1852—1911) über den osmotischen Druck. Sulfonal von Eugen Baumann (1846—1896) entdeckt, von Alfred Kast (1856—1903) 1888 als Schlafmittel eingeführt.
1886 Normalthermometerglas ausgearbeitet von Otto Schott (1851—1935).
1887 Theorie von der elektrolytischen Dissoziation der Lösungen von Svante Arrhenius (1859—1927).
1888 Experimenteller Beweis der elektromagnetischen Lichttheorie durch Heinrich Hertz (1857—1894).
1890 Synthese des Frucht- und Traubenzuckers durch Emil Fischer (1852—1919).
1892 Grundlegende Studien über die Kathodenstrahlen von Philip Lenard (1862—1947).
1895 Entdeckung des Thyreojodins durch Eugen Baumann.
     Entdeckung der Röntgenstrahlen durch Wilhelm Conrad Röntgen (1845—1923).
1896 Der französische Physiker Henri Becquerel (1852—1908) entdeckt die Radioaktivität, indem er feststellt, daß Uransalze eine besondere Art von Strahlen aussenden, die gewisse Eigenschaften mit den Röntgenstrahlen gemeinsam haben.
1898 Entdeckung des Radiums durch das Ehepaar Pierre und Marie Curie (1859—1906 bzw. 1867—1934).

## Allgemeine Biologie, Anatomie und Physiologie

1879 Erste Gesamtdarstellung der indirekten Kernteilung (Karyokinese) durch Walter Flemming (1843—1905).
1880 Beschreibung der Epithelkörperchen durch Ivar Viktor Sandström (1852—1889).
1880—1885 Sidney Ringer (1835—1910) erkennt bei Versuchen am überlebenden Herzen und an Skelettmuskeln die nach ihm benannte Ringersche Lösung als optimale Salzzusammensetzung von Nährlösungen für die Gewebe.
1881 Coelomtheorie von Oskar und Richard Hertwig (1850—1936).
     Wilhelm Roux (1850—1924) erklärt die Bälkchenstruktur der Knochen aus der Funktion und aus dem Kampf der Zellen ums Dasein (nach Darwin).
     Experimentalpsychologie von Wilhelm Wundt (1832—1920).
1882 Experimente von Roux am Froschei. Anfänge der experimentellen Entwicklungsmechanik.
1883 Erkenntnis der Einzelheiten der Kernverschmelzung bei der Befruchtung mit der gleichmäßigen Verteilung der beim Teilungsvorgang halbierten väterlichen und mütterlichen Kernsubstanz durch Edouard van Beneden (1846—1910).
     Vergleichende Anatomie der Wirbeltiere von Robert Wiedersheim (1848—1923).
1885 Camillo Golgi (1844—1926) eröffnet durch seine Färbemethoden der Erforschung des zentralen Nervensystems neue Bahnen. Entdeckung der Gliazellen.
     Max Rubner (1854—1932) erbringt den Nachweis, daß Eiweiß, Fett und Kohlehydrate sich nach Maßgabe ihres Verbrennungswertes ersetzen können.
     Lehre von der Kontinuität des Keimplasmas von August Weismann (1834—1914).
     Kampf zwischen Neodarwinisten und Neolamarckisten um das Vererbungsproblem.
1885—1894 Die Intravitalfärbung erfährt eine große Erweiterung durch die Arbeiten über ihre chemischen Grundlagen von Paul Ehrlich.
1880—1894 Embryologische Studien von Wilhelm His d. Ä.
1880—1890 Zunehmendes Interesse der Physiologen für die Probleme des Hypnotismus (Rudolf Heidenhain, 1834—1897; Thierry William Preyer, 1841—1897 u. a.).
     Um dieselbe Zeit wichtige Fortschritte in der Lehre von der *inneren Sekretion* durch das Studium der Ausfallserscheinungen nach Exstirpationen der Schilddrüse und anderer Blutdrüsen durch Theodor Kocher (1841—1917), Moritz Schiff (1823—1896), Anton v. Eiselsberg (1860—1939) u. a.
1889 Ch. Ed. Brown-Séquard spritzt sich als 72jähriger Hodenextrakt von Tieren ein und beobachtet danach eine Steigerung der allgemeinen Leistungsfähigkeit.
1885—1888 Wichtige Tierversuche zur Erforschung der Leberfunktion von Oskar Minkowski (1858 bis 1931) und Bernhard Naunyn.
1888 Bezeichnung „Chromosomen" für die Träger der Erbmasse durch Wilhelm Waldeyer (1836—1921) eingeführt.

Von MINKOWSKI wird durch Exstirpation des Pankreas bei Tieren Diabetes erzeugt.        1889
Chromosomenstudien von THEODOR BOVERI (1862—1915).        1890
Im Anschluß an die bahnbrechenden Studien über das Zentralnervensystem von SANTIAGO        1891
RAMÓN Y CAJAL (1852—1934) u. a. formuliert WALDEYER die Neuronentheorie.
EUGÈNE GLEY (1857—1930) erkennt bei Kaninchen und Hunden nach der isolierten Ex-
stirpation der Epithelkörperchen die spezifischen Ausfallserscheinungen.
Nachweis der Headschen Zonen durch HENRY HEAD (1861—1940).        1893
Gewebskulturen von W. ROUX.
Beginn der Versuche von EUGEN STEINACH (1861—1944) zur Funktion und inneren Sekre-        1894
tion der Keimdrüsen.
Entdeckung des Pithecanthropus erectus auf Java durch EUGÈNE DUBOIS (1859—1940).
Künstliche Anregung des Seeigeleies zur Entwicklung (Parthenogenese) mit Strychnin        1896
durch R. HERTWIG.

## Pathologie

In der *Pathologie* bahnt sich nach einer Periode der Überschätzung der äußeren
Krankheitsursache im Anschluß an die Bakteriologie eine in den Bahnen VIR-
CHOWS weiterschreitende und von der aufkommenden Serologie geförderte
stärkere Bewertung der im erkrankten Organismus liegenden pathogenen Faktoren an. Die moderne *Konstitutionspathologie* wird vorbereitet. Intensive
Studien über die Frage der Vererbung von Krankheit und von der Krankheitsdisposition von VIRCHOW, JOH. ORTH (1847—1923), ERNST ZIEGLER (1849
bis 1905), PAUL BAUMGARTEN (1848—1928). FELIX VIKTOR BIRCH-HIRSCHFELD
(1842—1899), OTTO LUBARSCH (1860—1933) u. a. und über die Frage des Über-
ganges von Krankheitserregern, Giften und Immunstoffen von der Mutter auf
das Kind von ERICH WERNICKE (1859—1928), HERMANN MERKEL (1873—1920),
ADOLF GOTTSTEIN (1857—1941) u. a.
FRIEDR. WILH. BENEKE (1824—1882) betont als Vorläufer der Konstitutions-        1881
pathologie die Bedeutung der Konstitution für die Krankheit, nimmt aber die
Infektionskrankheiten noch ausdrücklich davon aus.

Begründung der Phagozytosenlehre durch ILJA I. MEČNIKOV [ELIAS METSCHNIKOFF]        1883
(1845—1916).
Entdeckung des Hypernephroms durch PAUL GRAWITZ (1850—1932).        1884
E. KLEBS erklärt unter dem Eindruck Darwinscher Gedanken die Infektionskrankheit als        1887
Kampf ums Dasein zwischen Mensch und Mikroorganismus.
ARTHUR HANAU (1852—1900) macht die ersten erfolgreichen, aber unbeachtet bleibenden        1889
Überpflanzungen von Karzinomen von Ratte zu Ratte und versucht ohne Erfolg mit Teer-
pinselungen am Rattenskrotum Kankroide zu erzeugen.
Eröffnung des Institutes für Infektionskrankheiten unter R. KOCH in Berlin.        1891
Kampf von OTTOMAR ROSENBACH (1851—1907) gegen die „orthodoxe Bakteriologie".
FERDINAND HUEPPE (1852—1938) überträgt das Gesetz von der Erhaltung der Energie        1887—1893
auf die Beziehungen zwischen Krankheitsursache und Disposition.
A. GOTTSTEIN betont bei seinen epidemiologischen Studien die Bedeutung der erworbenen        1897
Disposition.
Erneute Anerkennung der durch die Bakteriologie zurückgedrängten Pettenkoferschen        1898
Seuchenlehre in einer den Fortschritten angepaßten Form durch FRIEDRICH WOLTER
(1863—1918).
GEORG STICKER (geb. 1860) stellt in seiner Pestformel (Pestratte, Rattenfloh, Mensch) dem
Kontagionismus die loimologische Erfassung der Epidemie gegenüber.
Herausarbeitung des erneuerten Konstitutionsbegriffes, der vor allem von FRIEDRICH
MARTIUS (1850—1923) für die Klinik fruchtbar gemacht wird.
Pathologische Physiologie von LUDOLF KREHL (1861—1937).

## Entdeckung neuer Krankheitserreger

EDWIN KLEBS beschreibt Bazillen auf diphtherischen Belägen.        1873
ALBERT NEISSER (1855—1916) entdeckt den Gonococcus.        1879
CARL JOSEF EBERTH (1835—1926) entdeckt in Mesenterialdrüsen den Erreger des Typhus.
ARMAUER HANSEN (1841—1912) entdeckt den Erreger der Lepra,        1880
ROBERT KOCH den Erreger der Tuberkulose.        1882

1884 FRIEDRICH LOEFFLER (1852—1915) isoliert erstmalig auf erstarrenden Nährböden die Diphtheriebazillen und erzeugt von der Reinkultur aus bei Tieren diphtherische Beläge und Intoxikationen.
ROBERT KOCH entdeckt die Choleraerreger.
GEORG GAFFKY (1850—1912) züchtet erstmalig Typhusbazillen in Reinkultur.
ALBERT FRAENKEL (1848—1916) isoliert und beschreibt Diplokokken besonderer Art als Erreger der kruppösen Pneumonie.
ANTON WEICHSELBAUM (1845—1920) weist im Blut an akuter Miliartuberkulose verstorbener Menschen Tuberkelbazillen nach.

1884/89 Aufdeckung der Lebensgeschichte und Wirkungsart des Tetanusbazillus als Ursache des Starrkrampfes durch ARTUR NICOLAIER (geb. 1862), JULIUS FRIEDRICH ROSENBACH (1842—1923) und SHIBASABURO KITASATO (1852—1931).

1886 THEODOR ESCHERICH (1857—1911) isoliert das Bacterium coli.

1887 Entdeckung des Erregers der epidemischen Genickstarre durch ANTON WEICHSELBAUM.
Sir DAVID BRUCE (1855—1931) entdeckt den Erreger des Maltafiebers.

1892 WILLIAM HENRY WELCH (1850—1934) und EUGEN FRAENKEL (1857—1925) entdecken den Gasbrandbazillus.

1894 ALEX. JOHN EMILE YÉRSIN (1863—1943) und KITASATO entdecken den Pestbazillus.

1880 CHARLES LOUIS LAVERAN (1845—1922) entdeckt die Malariaplasmodien.

1881 CARLOS JUAN FINLAY (1833—1915) erkennt die Übertragung des Gelbfiebers durch Stechmücken.
Nach Insekten als Seucheninfektionsträgern wurde in den 80er und 90er Jahren vielfach gesucht.

1896 AMICO BIGNAMI (1862—1929) stellt die Hypothese von der Übertragung der Malaria durch Mücken auf.

1897/98 RONALD ROSS (1857—1932) findet die Plasmodien der Malaria im Körper der Anophelesmücke.
GIOVANNI BATTISTA GRASSI (1854—1925) vervollständigt diese Ergebnisse und führt sie, ebenso wie BIGNAMI experimentell weiter.

Die *Bakteriologie* tut den Schritt vom Bazillus zum Toxin. Begründung der modernen *Immunitätslehre*.

1882 PAUL EHRLICH entdeckt die Säurefestigkeit des Tuberkelbazillus und gibt seine Färbemethode mit Säurefuchsin und Anilinwasser bekannt.

1884 Einführung der nach ihm benannten Färbung zur Unterscheidung verschiedener Bakterienarten durch den Dänen H. CHR. JOACH. GRAM (1853—1938).

1887/88 Diphtherietoxin von FRIEDRICH LOEFFLER, EMILE ROUX (1853—1933) und YERSIN entdeckt.

1889 Alexine von HANS BUCHNER (1850—1902) gefunden.

1890 EMIL BEHRING (1854—1917) entdeckt das spezifische Diphtherie- und Tetanusantitoxin.

1891 PAUL EHRLICH entdeckt das Antiricin und Antiabrin und immunisiert Mäuse gegen diese Gifte.

1892 EDOARDO MARAGLIANO (1849—1940) beschreibt die Hämolyse zwischen Blutkörperchen und Serum verschiedener Individuen.

1897 Der dänische Arzt und Tierarzt B. L. FRED. BANG (1848—1932) entdeckt den „Bacillus abortus" als Ursache des seuchenhaften Verwerfens der Rinder. Theorie der Tröpfcheninfektion mit Tuberkelbazillen durch KARL FLÜGGE (1847—1923).
Seitenkettentheorie von PAUL EHRLICH.
Entdeckung der Präzipitine durch RUDOLF KRAUS (1868—1932).

1898 Ultravisible Krankheitserreger von FRIEDRICH LOEFFLER und PAUL FROSCH (1860—1928) bei der Maul- und Klauenseuche nachgewiesen.

In der *klinischen Medizin* haben die neuen Ergebnisse der Biologie und Pathologie, an denen hervorragende Kliniker zum Teil aktiv mitarbeiten, wichtige Bereicherungen der Diagnose und Therapie zur Folge.

### Neue Krankheitsbilder

1874 Beschreibung der Entarteriitis syphilitica durch OTTO HEUBNER (1843—1926).

1879 Beschreibung des modernen Krankheitsbildes der Neurasthenie durch GEORGE MILLER BEARD (1839—1883).

1881 OSKAR MEDIN (1847—1927) erkennt den epidemischen Charakter der Poliomyelitis acuta.

Die angioneurotischen Dermatosen werden von den einfachen entzündlichen Hautveränderungen abgetrennt (HEINRICH AUSPITZ; 1835—1886).

Anaemia splenica von GUIDO BANTI (1852—1925) beschrieben.    1882

Beschreibung des nach ihm benannten Oedems durch HEINRICH QUINCKE (1842—1922).

Syringomyelie von AUGUSTIN MARIE MORVAN (1819—1897) beschrieben.    1883

Akromegalie durch PIERRE MARIE (1853—1940) beschrieben.    1886

HARALD HIRSCHSPRUNG (1830—1916) beschreibt das Megacolon (Hirschsprung-sche Krankheit).

Weilsche Krankheit beschrieben von ADOLF WEIL (1848—1916).

O. MINKOWSKI bringt die Akromegalie in Zusammenhang mit der krankhaften    1887
Vergrößerung der Hypophyse.

Status thymolymphaticus und Thymustod beschrieben von ARNOLD PALTAUF    1889
(1860—1893).

ETTORE MARCHIAFAVA (1847—1916) und ANGELO CELLI (1857—1914) trennen die Tertiana und Quartana von den schweren Formen der Sumpffieber.

RUDOLF JAKSCH VON WARTENHORST (1855—1947) und GEORGES HAYEM (1841—1933) beschreiben die Anaemia pseudoleucaemica.

VLADIMIR MICHAJLOVIČ BECHTEREV[W] (1857—1927) beschreibt die Steifigkeit der Wirbel-    1892
säule und ihre Verkrümmung als besondere Krankheitsform (Bechterewsche Krankheit).

Ausführliche klinische Beschreibung der Papageienkrankheit als „Psittakose" durch AN-    1895
TOINE MORANGE (1869—1951), nachdem 1879 JACOB RITTER (1849—1907) die erste Epidemie der Krankheit beschrieben und 1892 MICHEL PETER (1824—1893) ihre epidemiologischen Zusammenhänge geklärt hatte.

FRIEDEL PICK (1867—1926) beschreibt die nach ihm benannte Picksche Krankheit (Peri-    1896
karditische Pseudoleberzirrhose).

CHRISTIAN EIJKMAN (1858—1930) beschreibt an mit poliertem Reis gefütterten Versuchs-    1897
tieren eine beriberiähnliche Erkrankung (die erste Avitaminose).

GEORG STICKER beschreibt das Erythema infectiosum (Stickersche Krankheit).    1899

## Neue diagnostische Methoden

Apparat zur Bestimmung des Hämoglobingehaltes des Blutes von RICHARD WILLIAM    1879
GOWERS (1845—1915); er wurde 1902 von HERMANN SAHLI (1856—1933) verbessert.

Nachweis der Milchsäure im Magensaft durch JULIUS UFFELMANN (1837—1894).    1880

Das erste brauchbare Instrument für die Ösophago- und Gastroskopie wird von JOHANN    1881
VON MIKULICZ-RADECKI (1850—1905) konstruiert.

PAUL EHRLICH führt die Diazoreaktion in die Harndiagnostik ein.    1882

PAUL JULIUS MOEBIUS (1853—1907) beschreibt das Moebiussche Symptom (Konvergenz-    1883
schwäche der Augen) beim Basedow.

ALFRED GÜNZBURG (1861—1945) gibt ein besonders empfindliches, daher differential-    1887
diagnostisch besonders wertvolles Reagenz zum Nachweis der freien Salzsäure, selbst ihrer
kleinsten Spuren im Magensaft an.

Rektoskop von HOWARD ATWOOD KELLY (1858—1943) konstruiert.    1895

FERNAND WIDAL (1862—1929) und MAX GRUBER entdecken unabhängig voneinander die    1896
Widal-Grubersche Reaktion zum Nachweis des Typhus.

Für die Messung des peripheren Blutdruckes am Lebenden gibt SCIPIONE RIVA-ROCCI (1863
bis 1937) ein Instrument an, welches sich in der Praxis besonders bewährt und weite
Verbreitung findet.

CHARLES JACQUES BOUCHARD (1837—1915) versucht mit Hilfe der Röntgendurchleuchtung
der Lunge die Diagnose der Tuberkulose zu sichern.

JOSEPH BABINSKI (1857—1932) beschreibt den nach ihm benannten Reflex.

HERMANN GOCHT (1869—1934) verfaßt das erste Lehrbuch der Röntgenuntersuchungen.    1898

## Neue therapeutische Methoden

Einführung der intravenösen Kochsalzinfusion durch ALBERT LANDERER (1854—1904).    1881

Begründung der Wasserkuranstalt Wörishofen durch den Pfarrer SEBASTIAN KNEIPP
(1821—1897).

Auf Grund eigener Beobachtungen und der Pettenkofer-Voitschen Stoffwechselunter-    1882
suchungen begründet MAX-JOSEPH ÖRTEL (1835—1897) die nach ihm benannten Terrainkuren.

Einführung der Tollwutbehandlung durch aktive Schutzimpfung von LOUIS PASTEUR.    1885

1887 JACQUES ARSÈNE D'ARSONVAL (1851—1940) führt die Hochfrequenzströme in die Therapie
ein.
1889 Anfänge der modernen Organtherapie durch die oben erwähnten Versuche von BROWN-
SÉQUARD.
ALBERT SCHINZINGER (1827—1911) empfiehlt die Kastration zur Behandlung inoperabler
Mammakarzinome.
1890 Tuberkulin von R. KOCH zur Behandlung der Tuberkulose angegeben.
Begründung der Serumtherapie durch BEHRING und KITASATO.
1891 Behandlung des Hydrocephalus mit der Lumbalpunktion durch HEINRICH QUINCKE.
1892 Erste Anwendung der Pneumothoraxtherapie bei Lungentuberkulose durch CARLO FOR-
LANINI (1847—1918).
1893 Diphtherieserumbehandlung von BEHRING.
1894 Erste Anwendung des elektrischen Glühlichtes in der Therapie durch JOHN HARVEY KELLOG
(geb. 1852).
1896 Anwendung von Eierstockspräparaten bei Ausfallserscheinungen durch RICHARD WERTH
(1850—1919) und LEOPOLD LANDAU (1848—1920).

## Wichtigere neue Heilmittel

1883 Entdeckung des Antipyrins durch LUDWIG KNORR (1859—1921).
1887 Synthese des Phenacetins durch OSCAR HINSBERG (1857—1939).
1890 EDUARD RITSERT (1859—1946) stellt das Anästhesin her und regt dadurch die Einführung
weiterer Lokalanästhetica an.
1896 Einführung des von FRIEDRICH STOLZ (1860—1936) dargestellten Pyramidons in die Praxis.
1899 Nach chemisch reiner Darstellung der Azetylsalizylsäure durch FELIX HOFMANN und phar-
makologischer Erprobung des Mittels durch HEINRICH DRESER (1860—1924) wird das
Aspirin in die Therapie eingeführt.

## Kinderheilkunde

/Die *Kinderheilkunde* löst sich als Spezialfach definitiv von der inneren Medizin.
1894 Bezeichnend dafür ist ihre Erhebung zum Ordinariat an der Universität Berlin
unter OTTO HEUBNER.
Die Bemühungen um die Bekämpfung der Säuglingssterblichkeit, das Studium
der Darminfektionen und der Nährschäden geben ihr das Gepräge.

1881 Couveuse für lebensschwache Neugeborene von STÉPHANE TARNIER.
In den 80er und 90er Jahren Studien über künstliche Säuglingsernährung von PHILIPP
BIEDERT (1847—1916) und über Milchsterilisierung von FRANZ VON SOXHLET (1848—1926).
1885 Endolaryngeale Intubation bei Diphtherie durch JOSEPH O'DWYER (1841—1898) angewendet.
1886 Untersuchungen über die Darmflora des Säuglings durch THEODOR ESCHERICH.
1894 Stoffwechseluntersuchungen am Säugling von JOH. FRIEDR. WILH. CAMERER (1842—1910).
1896 Nachweis des Erregers der epidemischen Genickstarre in der Cerebrospinalflüssigkeit durch
OTTO HEUBNER.
GEORGE FREDERIK STILL (1868—1941) beschreibt bei jungen Kindern das nach ihm benannte Krankheitsbild.
1898/99 Studien über den Säuglingsstoffwechsel bei normalen und atrophischen Kindern durch
OTTO HEUBNER und MAX RUBNER.

## Chirurgie

Die *Chirurgie* ist durch den Übergang von der Antisepsis zur Asepsis, den Aus-
bau der Inhalationsnarkose und Lokalanaesthesie, durch Vervollkommnung der
operativen Technik und am Ende des Zeitabschnittes durch die schnell wachsende
Bedeutung der *Röntgendiagnostik* charakterisiert.
Anfang der 80er Jahre werden von KOCH, PASTEUR und ihren Schülern im
Laboratorium Dampf- und andere Sterilisationsapparate benutzt.

1882 Einbau eines Dampfsterilisators in der chirurgischen Universitätsklinik Bonn unter FRIED-
RICH TRENDELENBURG (1844—1924).
1883 Sterilisation von chirurgischen Instrumenten durch Abkochen, trockene Hitze und Ab-
flammen, eingeführt durch OCTAVE ROCHE SIMON TERRILLON (1844—1895).
1883/85 Wichtige Arbeiten von GUSTAV ADOLF NEUBER (1850—1932) zum Ausbau der antiseptischen und aseptischen Methoden.

Allgemeine Einführung der Dampfsterilisation in die Chirurgie durch ERNST v. BERGMANN 1886
und KURT SCHIMMELBUSCH (1860—1895).

PAUL FÜRBRINGER (1849—1930) verwendet Alkoholsublimatbehandlung der Hände zur 1888
Desinfektion vor Operationen.

Moderne Modelle steriler Operationshandschuhe werden durch WILLIAM STEWART HALSTED 1890
(1852—1922) in Nordamerika,

von WERNER ZOEGE VON MANTEUFFEL (1857—1926) auf dem europäischen Kontinent 1897
eingeführt.

Klassisches Operationshandschuhmodell von PAUL LEOPOLD FRIEDRICH (1864—1916). 1898

CARL KOLLER (1857—1944) erkennt bei Tierversuchen die Bedeutung der Kokainlösung 1884
als Lokalanaestheticum.

W. ST. HALSTED führt die erste Leitungsanaesthesie am Mandibularisnerven aus. 1885

THEMISTOKLES GLUCK (1853—1942) teilt mit, daß er 21 große Operationen in Lokalanaesthe- 1887
sie mit Injektionen von Kokainlösungen gemacht hat.

Methodischer Ausbau der perineuralen Leitungsanaesthesie durch MAX OBERST (1849 1889/90
bis 1925).

AUGUST BIER (1861—1949) und THÉODORE TUFFIER (1857—1929) führen die Spinal- 1898/99
anaesthesie ein (Vorläufer in Amerika).

## Neue Operationen und Behandlungsmethoden

Begründung der modernen Urologie mit der Erfindung des Zystoskops durch MAX NITZE 1879
(1848—1906).

Erste Sehnentransplantation durch KARL NICOLADONI (1847—1902). 1880

THEODOR BILLROTH führt die erste erfolgreiche Magenresektion bei Karzinom aus. 1881

Gastroenterostomie von ANTON WÖLFLER (1850—1917).

Ausbau der Gefäßnahttechnik durch MAX SCHEDE (1844—1902). 1882

Erste Exstirpation der Gallenblase bei Cholelithiasis durch KARL LANGENBUCH (1846
bis 1901).

Begründung der Pankreaschirurgie durch CARL GUSSENBAUER. 1883

RUDOLF ULRICH KRÖNLEIN (1847—1910) entfernt als erster den Wurmfortsatz bei perfo- 1884
rierter Appendizitis.

Veröffentlichung der von FRIEDRICH TRENDELENBURG eingeführten Beckenhochlagerung
bei Bauchoperationen durch seinen Assistenten WILLY MEYER.

LUDWIG REHN (1849—1930) führt die erste Schilddrüsenoperation bei Morbus Basedow aus.

Operation des hochsitzenden Mastdarmkrebses durch PAUL KRASKE (1851—1930).

Erste Choledochotomie durch HERMANN KÜMMEL (1852—1937). 1885

Operative Entfernung eines Rückenmarktumors durch VIKTOR HORSLEY (1857—1916). 1886

Verbesserte Operation des Leistenbruches durch EDOARDO BASSINI (1844—1924). 1887

Anfänge der Hyperämietherapie durch AUGUST BIER. 1889

THÉODORE TUFFIER führt die „Apikolyse", Ausschälung der Lungenspitze aus ihren Ver- 1891
wachsungen, zur Behandlung der Tuberkulose ein.

Neue Operationsmethode der Schenkelhernie durch E. BASSINI

FEDOR KRAUSE (1857—1937) exstirpiert zum erstenmal das Ganglion Gasseri zur Behand- 1893
lung der Trigeminusneuralgie.

ADOLF LORENZ (1854—1946) beschreibt seine Methode der unblutigen chirurgischen Be- 1894/95
handlung der angeborenen Hüftgelenkverrenkung.

Erste erfolgreiche Herznaht durch LUDWIG REHN. 1896

CARL SCHLATTER (1864—1934) gelingt die erste totale Gastrektomie. 1897

Grundlegende Arbeiten zur Pankreaschirurgie durch WERNER KÖRTE (1853—1937). 1898

KRÖNLEIN erwirbt sich besondere Verdienste um die Hirnchirurgie. Untersuchungen über 1886—1899
die Schußwirkung auf Schädel und Gehirn.

## Fortschritte der Geburtshilfe und Gynäkologie

Prophylaxe der gonorrhoischen Blennorrhoe der Neugeborenen durch Einträufeln dünner 1880
Argentum-nitricum-Lösung in den Bindehautsack durch KARL CREDÉ eingeführt.

Verbesserung des klassischen Kaiserschnitts durch FERDINAND ADOLF KEHRER (1837 bis 1882
1914) und MAX SAENGER (1853—1903).

Operation der Retroflexio uteri nach ALEXANDER-ADAMS (WILLIAM ALEXANDER gest. 1902;
JAMES ADAMS 1818—1899).

HERMANN FEHLING (1847—1925) heilt die Osteomalazie durch Kastration. 1887

Grundlegende bakteriologische Arbeiten von ALBERT DÖDERLEIN (1860—1941) über das 1892
Scheidensekret in seiner Bedeutung für die Entstehung des Puerperalfiebers.

Neueinführung der Symphyseotomie durch ADOLPHE PINARD (1844—1934) und PAUL 1892/93
ZWEIFEL (1848—1927).

1894 Erweiterte vaginale Totalexstirpation des Uterus durch ALWIN MACKENRODT (1859—1925).
1895 Vaginaler Kaiserschnitt von ALFRED DÜHRSSEN (1862—1933).
1897 Konservative Behandlung der Eklampsie durch VASILIJ VASILEVIČ STROGANOV (1857—1928).
Erweiterte abdominale Totalexstirpation durch ERNST WERTHEIM (1864—1920).
1897—1899 Ersetzung der Symphyseotomie durch die Pubotomie durch P. BONARDI und G. CALDE-RINI (1841—1920).
1900 Beginn der klassischen Arbeiten von KARL BREUS (1852—1914) und ALEXANDER KOLISKO (1857—1918) über das enge Becken.

## Psychiatrie

Seit den 80er Jahren In der *Psychiatrie* macht sich eine psychologische, einer aktiveren Therapie zustrebende Richtung stärker bemerkbar.

Hysteriestudien von JEAN MARTIN CHARCOT (1825—1893) und seiner Schule.
1886 Psychopathia sexualis von RICHARD KRAFFT-EBING (1840—1903).
1893 Anfänge der Psychoanalyse durch SIGMUND FREUD (1856—1939) und JOSEPH BREUER (1842—1925).
1896 Psychologische Arbeiten von EMIL KRAEPELIN (1856—1926).

## Dermatologie

In der *Dermatologie* treten neben der pathologisch-anatomischen Forschung die biologischen Arbeiten allmählich mehr in den Vordergrund. Die Therapie wird durch die Lichtbehandlung grundlegend erweitert.

1889 JEAN DARIER (1856—1938) beschreibt die nach ihm als Dariersche Krankheit benannte Psorospermosis follicularis vegetans.
AUGUSTO DUCREY (1860—1940) entdeckt den Erreger des Ulcus molle.
1893 JOAKIM NIKOLAI KREJ LINDHOLM (1832—1907) und JOHAN CHRISTOFFER SVENDSEN (1865 bis 1899) behandeln die Pocken mit rotem Licht.
1896 Begründung der Lichttherapie des Lupus durch NIELS RYBERG FINSEN (1860—1904).
Erste therapeutische Anwendung der Röntgenstrahlen zur Behandlung von Hautkrankheiten durch LEOPOLD FREUND (1868—1942).
1899 TAGE SJÖGREN (1859—1939) und THOR STENBECK (1864—1914) berichten über die erste Heilung eines Hautepithelioms durch Röntgenbestrahlung.
Erster Internationaler Kongreß zur Bekämpfung der Geschlechtskrankheiten in Brüssel.

## Fortschritte in der Augenheilkunde

1885 Einführung des Elektromagneten in die Augenheilkunde durch JULIUS HIRSCHBERG (1843 bis 1925).
1889 Vorbildliches Lehrbuch der Augenheilkunde von ERNST FUCHS (1851—1930).
Seit 1890 Studien von ALLVAR GULLSTRAND (1862—1930) über den Astigmatismus und andere Refraktionsanomalien des Auges.
1894 Klassische Beschreibung der metastatischen Ophthalmie durch THEODOR AXENFELD (1867 bis 1930).
1896/97 Entdeckung des Diplobazillus der chronischen Konjunktivitis durch VIKTOR MORAX (1866 bis 1935) und TH. AXENFELD.
1899 Einführung der reflexlosen Ophthalmoskopie durch WALTHER THORNER (1874—1948).

## Laryngologie, Oto- und Rhinologie

1873—1895 In der *Otologie* werden die ersten erfolgreichen Versuche hörverbessernder Operationen bei entzündlich verursachten Schalleitungsschwerhörigkeiten mitgeteilt, um deren operativen Ausbau EMIL BERTHOLD (1836—1922) und JOHANN KESSEL (geb. 1839) besondere Verdienste haben.
Wichtigste technische Fortschritte:

1884 Einführung des Kokains in die Laryngologie durch EDMUND JELINEK (1852—1928).
1895 Direkte Laryngoskopie von ALFRED KIRSTEIN (1863—1923).
1897 Einführung der direkten Bronchoskopie durch GUSTAV KILLIAN (1860—1921), der 1896 mit ihrer Hilfe zum erstenmal auf natürlichem Weg ein Stück Knochen aus einem Bronchus entfernte.

## *Zahnheilkunde*

Begründung des zahnärztlichen Universitäts-Institutes in Berlin. 1884

## *Hygiene*

Die *Hygiene* wird immer mehr von der Aufgabe der Bekämpfung der mit der wachsenden Industrie zunehmenden gewerblichen Gesundheitsschädigungen und von den Anforderungen des sozialen Gedankens in Anspruch genommen.

Eröffnung des ersten Krematoriums in Gotha. Der Arzt GOTTLOB FRIEDRICH KÜCHEN- 1878 MEISTER (1821—1890), gleichzeitig hervorragender Epidemiologe und Helminthologe, ist der Hauptverfechter der Feuerbestattung.
PETTENKOFER prägt die Bezeichnung „Soziale Hygiene" im Sinne der öffentlichen Gesund- 1882 heitsfürsorge.
Erste Hygiene-Ausstellung in Berlin. 1883
Einführung des Begriffs „Rassenhygiene" durch ALFRED PLOETZ (1860—1940). 1885
Begründung der Schutzimpfung gegen Abdominaltyphus durch ALMROTH EDWARD WRIGHT 1896/97 (1861—1947).

Der Staat bekommt ein immer größeres Interesse an der Entwicklung der Hygiene und ihrer Bearbeitung für die Praxis, der Weltverkehr fordert gemeinsame Regelung schwebender Fragen auf internationalen Gesundheitskonferenzen, die *Tropenhygiene* und das Studium der *Tropenkrankheiten* und ihre Verhütung gewinnt immer größere Bedeutung.
Die großen Fortschritte in der Physik und Chemie, der pathologischen Anatomie, der Toxikologie und Psychiatrie stellen die *gerichtliche* Medizin auf eine neue Basis und geben ihr eine zunehmende Bedeutung im ärztlichen Leben und im Recht.

Daktyloskopie von FRANCIS GALTON eingeführt. 1892

In den ärztlichen *Standesverhältnissen* Deutschlands vollziehen sich eingreifende 1883—1886 Veränderungen durch die Krankenversicherungsgesetzgebung und das Kassenwesen. Kämpfe um die freie Arztwahl.
Wachsender politischer Einfluß der Sozialdemokratie auf die Krankenkassen.
Durch Beschluß des Bundesrates werden Frauen zu ärztlichen, zahnärztlichen 1899 und pharmazeutischen Prüfungen in Deutschland zugelassen.

Verband der Ärzte Deutschlands zur Wahrung ihrer wirtschaftlichen Interessen von HER- 1900 MANN HARTMANN (1863—1923) gegründet.

## Vierter Abschnitt

### *Vom Beginn des 20. Jahrhunderts bis zum Ausgang des ersten Weltkrieges*

Trotz zahlreicher internationaler Kongresse ständige politische Verwicklungen und Kriegs- 1900—1918 gefahr. Im innerpolitischen Leben aller Völker zunehmende Verschärfung der Gegensätze, radikalere Richtung der Sozialdemokratie, Zunahme des Kommunismus. Neuromantik in Dichtung und Kunst.
Erster Weltkrieg. 1914—1918
Bolschewistische Revolution in Rußland. 1917

Die Konstitutionsforschung und das biologische Denken, die Erkenntnis der Bedeutung der Funktion für die Gestaltung des normalen und pathologischen Vorganges und seiner Form, die stärkere Würdigung der psychischen und sozialen Komponenten der Krankheiten lassen die Ärzte neben dem Spezialismus wieder allgemeinere Gesichtspunkte bei der Beurteilung des Patienten und eine stärkere Berücksichtigung seiner Individualität gewinnen. Die Forschung wird noch mehr als bisher vom Experiment beherrscht. Die Spezialkliniken beteiligen sich in einem solchen Umfang an der Erörterung und Lösung allgemeiner Probleme, anatomischer, physiologischer und pathologischer Fragen, daß schon aus diesem Grunde

der gegen sie vielfach erhobene Vorwurf eines zu weit getriebenen Spezialismus
nicht zu Recht besteht und es vielfach schwer wird, Leistungen in den Spezial-
fächern der Medizin zum Zweck der Übersicht auseinanderzuhalten. In der allgemeinen Praxis macht sich eine zunehmende Reaktion gegen den Spezialismus
bemerkbar.

Die *physikalischen* und *chemischen* Grundlagen der Medizin entwickeln sich
nach *drei* Richtungen wegweisend:

1. Durch die theoretische Physik, welche das Fundament des ärztlichen Denkens
durch die veränderten Anschauungen vom Wesen der Energie und der Konstitution der Materie erschüttert, die Umwandlung der Elemente als Tatsache an-
erkennt und die Materie als Ausdruck der Energie erscheinen läßt.

1901    Quantentheorie von MAX PLANCK (1858—1947).
1903    Umwandlung von Radium in Helium durch WILLIAM RAMSAY (1852—1916).
        ERNEST RUTHERFORD (1871—1937) und FREDERIK SODDY (geb. 1877) entdecken die
        $\alpha$-, $\beta$- und $\gamma$-Strahlen.
1905    Anfänge der Relativitätstheorie von ALBERT EINSTEIN (1879—1955).
1905/07 OTTO HAHN (geb. 1879) entdeckt das Mesothorium.
1911    Elektronentheorie der Struktur des Atomkerns nach ERNEST RUTHERFORD.
1913    Atomtheorie von NIELS BOHR (geb. 1885).

2. Durch den Ausbau der Lehre von den *Röntgenstrahlen* und der Röntgen-
technik.

1900—1902  Dosierung der Röntgenstrahlen durch GUIDO HOLZKNECHT (1872—1931) und ROBERT
           KIENBÖCK (1871—1953).
1902/03    Filterungsverfahren, Einführung der Kompressionsblende durch HEINRICH ERNST ALBERS-
           SCHÖNBERG (1865—1921).
1913       Einführung der Coolidgeröhre durch WILLIAM DAVID COOLIDGE (geb. 1873).
           Verbesserung der Filterung durch die Bucky-Potter-Blende (GUSTAV BUCKY; geb. 1880).

3. Durch den Ausbau der *Kolloidchemie* und die Versuche der *Reindarstellung*
und *Synthese* hochmolekularer organischer Substanzen.

1899—1906  Studien von EMIL FISCHER über die Polypeptide. Synthese der Bausteine des Eiweißes.
1903       Konstruktion des Ultramikroskops durch HENRY FRIEDRICH WILH. SIEDENTOPF (1872
           bis 1940) und RICHARD ZSIGMONDY (1865—1929).
1916       Beginn der mikroanalytischen Untersuchungen organischer Stoffe durch FRITZ PREGL
           (1869—1930).

### Biologie, Anatomie und Physiologie

Die *Biologie* strebt einer genaueren Kenntnis der letzten Bausteine der Zelle,
der Aufgaben der Interzellularsubstanz, der Körperfermente, der Gesetze der
Geschlechtsbestimmung und der Vererbung zu.

Die *Anatomie* erweitert ihr Arbeitsfeld durch die intensive Anwendung der
Gewebezüchtung auf die Zellenlehre (ALEXIS CARREL; 1873—1944), durch die
Berücksichtigung der Fragen der Anthropologie und Rasse, des Einflusses der
Umwelt, der Lebensweise und Beschäftigung auf die Konstitution des Menschen
und sucht mehr als früher unmittelbar praktischen Zwecken zu dienen.

Die animale und vegetative *Physiologie* erzielt mit den neuen chemischen und
physikalischen Methoden äußerst verfeinerte Kenntnisse der Lebensvorgänge,
die der Praxis zugute kommen.

1900       Bestätigung und Wiederbelebung der Mendelschen Vererbungsforschung durch HUGO
           DE VRIES (1848—1935), ERICH TSCHERMAK-SEYSENEGG (1871—1952) und KARL ERICH
           CORRENS (1864—1933).
Etwa       Epochemachende Arbeiten zur Physiologie des Zentralnervensystems von IVAN PETROVIČ
seit 1900  PAVLOV [PAWLOW] (1849—1936). Aufstellung der Lehre von den bedingten Reflexen.
           H. DE VRIES begründet die Lehre von den Mutationen.
1901       Entdeckung der Blutgruppen durch KARL LANDSTEINER (1868—1943).
           Elektrische Untersuchung des Ohres zum Nachweis einseitiger Gehörstörungen durch
           J. BABINSKI.

Begründung der Gesetze des Energieverbrauchs im Körper durch M. RUBNER.   1902
Entdeckung der Mitwirkung der XY-Chromosomen bei der Entstehung des männlichen oder weiblichen Geschlechtes durch CLARENCE ERWIN MC. CLUNG.
Physikalische Chemie der Zelle und der Gewebe von RUDOLF HÖBER (1873—1933).
Konstruktion des Saitengalvanometers von WILLEM EINTHOVEN (1860—1927) zum Studium der 1889 von AUGUSTUS DESIRÉE WALLER (1856—1922) entdeckten Aktionsströmen des Herzens.
WILLIAM MADDOCK BAYLISS (1860—1924) und ERNEST HENRY STARLING (1866—1927) entdecken im Zwölffingerdarm das Sekretin als Agens, das über das Blut die Pankreassekretion anregt, ein für die moderne Hormonforschung grundlegender Nachweis.
Aufstellung der Begriffe „Gen, Genotypus und Phaenotypus" in der Vererbungslehre durch   1903
WILHELM LUDWIG JOHANNSEN (1857—1927).
STARLING und CLAYPON rufen durch Injektion des Extraktes von Kaninchenovarien die   1905
Entwicklung der Milchdrüsen beim Kaninchen künstlich hervor.
Bahnbrechende Anwendung der physikalischen Chemie auf Physiologie und Pathologie   Seit
durch HEINRICH KARL WILHELM SCHADE (1876—1935).   etwa 1905
Entdeckung der kalorischen Reaktion des Innenohres, erste Darstellung einer exakten   1906
Funktionsprüfung des Bogengangapparates durch ROBERT BÁRÁNY (1876—1936).
STARLING prägt den Ausdruck „Hormone".
Studien von LUDWIG ASCHOFF (1866—1942) und SUNAO TAWARA (1873—1952) über den   1906—1908
Aschoff-Tawaraschen Knoten in dem von WILHELM HIS jun. (1863—1934) beschriebenen Herzmuskelbündel.
MARTIN HEIDENHAIN (1864—1949) betont die Selbständigkeit der Lebensprozesse, die sich   1907
*außerhalb* der Zelle abspielen.
CORRENS beginnt mit experimentellen Studien, die zu der Überzeugung führen, daß die Geschlechtsbildung den Mendelschen Regeln unterliegt.
Synthetische Darstellung des Histamins durch ADOLF WINDAUS (1876—1959) und W. VOGT.
Beobachtung des Auswachsens der Nervenfaser aus der Nervenzelle in der Gewebskultur durch ROSS GRANVILLE HARRISON (geb. 1870).
Studien über die Atmungsfermente und Zellatmung von OTTO WARBURG (geb. 1883).   Seit 1908
THOMAS HUNT MORGAN (1866—1945) beginnt seine Vererbungsversuche an der Taufliege   1910
(Drosophila), die zur Kenntnis der geschlechtsbestimmenden Bedeutung des X-Chromosoms führen.
„Einführung in die experimentelle Vererbungslehre" von ERWIN BAUR (1875—1933).   1911
Studien über die Schutzfermente des tierischen Organismus von EMIL ABDERHALDEN   1912
(1877—1950). Abderhaldensche Reaktion.

CASIMIR FUNK (geb. 1884) prägt die Bezeichnung „Vitamine".   1913
EUGEN FISCHER (geb. 1874) erbringt durch die 1908 b´ginnende Erforschung der Rehobother Bastardbevölkerung in Südafrika den Nachweis der Vererbung der Rassenmerkmale nach den Mendelschen Regeln am Menschen.
Beginn der Erforschung des Vitamins A durch ELMER VERNER MC. COLLUM (geb. 1879) und DAVIS, TH. B. OSBORNE, L. B. MENDEL u. a.
Moderner Begriff des retikuloendothelialen Systems von L. ASCHOFF aufgestellt.
Kaiser Wilhelm-Institut für Arbeitsphysiologie gegründet.
Isolierung des Vitamins B durch FUNK.   1914
Isolierung des Thyroxins aus der Schilddrüse durch EDWARD CALVIN KENDALL (geb. 1886).

Zusammenfassende Beschreibung der modernen Kenntnisse vom autonomen Nervensystem   1916
durch das posthume Werk von WALTER HOLBROOK GASKELL (1847—1914).
AUGUST KROGH (1874—1949) begründet die Lehre vom Grundumsatz im menschlichen Stoffwechsel.
ROBIN FÅHRAEUS (geb. 1888) bestimmt die Blutkörperchensenkungsgeschwindigkeit.   1918

### *Pathologie, Bakteriologie, Serologie und Immunologie*

Sie beweisen in ihrer engen Zusammenarbeit die Zusammengehörigkeit der morphologischen und biologisch-funktionellen Forschung und erfahren aus der engen Verbindung mit der Klinik die größte Förderung.

WILLIAM BOOG LEISHMAN (1865—1926) entdeckt, und wird (1903) von CHARLES DONOVAN   1900
(1863—1951) bestätigt, den Erreger des Kala-Azarfiebers (Leishmania donovani).
Experimentelle Geschwulstforschung, Transplantation und Züchtung maligner Tumoren   Seit
auf künstlichen Nährböden. LEO LOEB (geb. 1869) u. a.   etwa 1900
Beginn der Arbeiten von HANS PAESSLER (1868—1938) über die von der Mundhöhle ausgehenden Herdinfektionen.

WALTER REED (1851—1902) und Mitarbeiter weisen die Virusnatur des Gelbfiebers nach.

1901  LÉON BLUM (1877—1930) entdeckt die Adrenalinglykosurie.
Biologische Methode zum Nachweis verschiedener Blut- und Fleischarten durch die Präzipitinreaktion von PAUL UHLENHUTH (1870—1957).

1902  ARCHIBALD EDWARD GARROD (geb. 1857) weist an einer Familie mit Alkaptonurie die Gültigkeit der Mendelschen Gesetze nach.

1902/03  Entdeckung der Anaphylaxie durch CHARLES RICHET (1850—1935), MAURICE ARTHUS (1862—1935) und PAUL PORTIER (geb. 1866).
Entdeckung des Trypanosoma gambiense als Ursache der Schlafkrankheit durch ALDO CASTELLANI (geb.1877).
CARL OLUF JENSEN (1864—1934) züchtet ein Sarkom durch 40 Generationen.

1903  I. I. MEČNIKOV [METSCHNIKOFF] und P. P. E. ROUX übertragen die Syphilis auf den Affen.

1904  Entdeckung der Opsonine durch A. E. WRIGHT und STEWART RANLEN DOUGLAS (geb. 1871).
Begriff der Serumkrankheit von CLEMENS VON PIRQUET (1874—1929) und BÉLA SCHICK (geb. 1877).
Theorie der Immunität von J. BORDET.

1905  A. CASTELLANI entdeckt die Spirochaeta pertenuis als Erreger der Framboesie.
Entdeckung der Spirochaeta pallida als Ursache der Syphilis durch FRITZ SCHAUDINN (1871—1906) und ERICH HOFFMANN (1868—1959).

1906  ENRIQUE PASCHEN (1860—1936) entdeckt in den Elementarkörperchen der Variolavakzine das Pockenvirus.

1906/07  Studien von RICHARD OTTO (1872—1952) über die Meerschweinchenanaphylaxie, die Antianaphylaxie und die passive Anaphylaxie.

1906  Einführung der „Wassermannschen Syphilisreaktion" durch AUGUST WASSERMANN (1866 bis 1925), ALBERT NEISSER und CARL BRUCK (1879—1945).

BERNHARD FISCHER-WASELS (1877—1941) erzeugt durch Injektion einer Lösung von Farbstoffen in Öl atypische Epithelwucherungen in der Haut und metaplastische Plattenepithelbildungen in der Mamma.
v. PIRQUET führt den Begriff der Allergie in die Terminologie ein.

1907  Begriff der Protoplasmaaktivierung von WOLFGANG WEICHARDT (1875—1945) in die Serologie und Therapie eingeführt.

1908  KARL LANDSTEINER weist experimentell die Übertragbarkeit der Poliomyelitis nach.

1910  HOWARD TAYLOR RICKETTS (1871—1910) erkennt die Übertragung des Fleckfiebers durch Kleiderläuse.

1911/14  Übertragung des Hühnersarkoms durch zellfreie Filtrate auf andere Tiere derselben Art durch PEYTON ROUS (geb. 1879), CARREL und MONTROSE T. BURROWS.

1912  Werk von FRITZ LENZ (geb. 1887) über die krankhaften Erbanlagen des Mannes.
AUGUSTE CHAILLOU (1866—1915) und LÉON MC. AULIFFE (geb. 1876) stellen den muskulären (athletischen), digestiven (pyknischen), respiratorischen (thorakalen) und zerebralen (leptosomen) Typ auf.

1913  JOH. FIBIGER (1867—1928) ruft im Magen von Ratten durch Verfütterung von Schaben Krebstumoren hervor (Spiropterenkarzinom).
HUGO SCHOTTMÜLLER (1867—1936) gibt die klassische Definition des Begriffes Sepsis.

1914  ROBERT RÖSSLE (1876—1956) beschreibt die allergische Entzündung.
Entdeckung der Spirochaeta icterogenes als Erreger der Weilschen Krankheit in Japan durch RYOKICHI INADA (1874—1950) und YUTAKA IDO (1881—1919). Ein Jahr später wird der gleiche Nachweis unabhängig davon durch ERICH AUGUST HÜBENER (1870—1938) und HANS REITER (geb. 1881), ferner von P. UHLENHUTH und WALTHER FROMME (geb. 1879) erbracht.

1915  KATSUSABURO YAMAGIWA (1863—1930) und K. ICHIKAWA gelingt es, durch jahrelange Teerpinselungen der Haut und andere Methoden bei Versuchstieren echte Krebswucherungen auszulösen.

1917  FELIX HUBERT D'HÉRELLE (1873—1949) entdeckt die ultravisiblen Bakteriophagen.
Werk über die konstitutionelle Disposition zu inneren Krankheiten von JULIUS BAUER (geb. 1887).

## *Neue Krankheitsbilder*

1900/01  H. SCHOTTMÜLLER grenzt als neues Krankheitsbild den Paratyphus ab.

1901  ALFRED FRÖHLICH (1871—1953) beschreibt das Krankheitsbild der Dystrophia adiposogenitalis als Dysfunktion der Hypophyse.

LUDWIG ROEMHELD (1871—1938) beschreibt den gastrokardialen Symptomenkomplex.    1912
Der Pathologe MORRIS SIMMONDS entdeckt als Krankheitsbild mit tödlichem Ausgang    1914
den Hypophysenschwund. Simmondssche Krankheit.
HANS REITER beschreibt die nach ihm benannte Krankheit als Spirochaetosis arthritica.    1916
KARL ERNST RANKE (1870—1926) begründet die Lehre von den drei Stadien des anato-
mischen, biologischen und klinischen Bildes der Tuberkulose und den entsprechenden drei
Allergieformen.
Große Bereicherung aller Gebiete der Pathologie und der gesamten praktischen Medizin    1914/18
durch die Erfahrungen des Weltkrieges. Errichtung einer kriegspathologischen Sammlung
an der Kaiser-Wilhelm-Akademie in Berlin.

## Neue diagnostische Methoden

ISMAR BOAS (1858—1938) empfiehlt zur Diagnose des Magengeschwürs das Suchen nach    1901
okkulten Blutungen im Stuhl.
GEORG KELLING (1866—1945) gibt die am Tier erprobte Laparoskopie als neue diagnostische    1902
Methode bekannt.
Einführung der Reststickstoffbestimmung in die interne Diagnostik durch HERMANN
STRAUSS (1868—1944).
Einführung der Darmprobekost durch ADOLF SCHMIDT (1865—1918) und JULIUS STRAS-    1903
BURGER (1871—1934).
Nachweis der Azotämie durch F. WIDAL.    1904
Begründung der Röntgenuntersuchung des Magens und Darms mit der Kontrastmahlzeit
durch HERMANN RIEDER (1858—1932), nachdem JOHN HEMMETER (1864—1931) schon
1895 den erfolgreichen Versuch gemacht hatte, den Magen mit Röntgenstrahlen sichtbar
zu machen.
Begründung des Arnethschen Blutbildes durch JOSEPH ARNETH (1873—1955).
Experimentelle Polyurie zur Diagnose von Nierenstörungen von JOAQUIM ALBARRAN    1905
(1860—1912) eingeführt.
Einführung der Chromocystoskopie in die Nierendiagnostik durch FRITZ VOELCKER (1872    1906
bis 1955).
Einführung der konjunktivalen Tuberkulinreaktion durch ALBERT CALMETTE (1863—1933)    1907

MAX EICHHORN (1862—1953) beschreibt die Duodenalsonde.    1909
Einführung des nach ihm benannten Wasser- und Konzentrationsversuches von FRANZ    1910
VOLHARD (1872—1950) in die Diagnose der Nierenkrankheiten.
MARTIN HAUDEK (1880—1931) beschreibt das röntgenologische Nischensymptom als Aus-
druck der Geschwürsbildung am Magen.
GÖSTA FORSSELL (1876—1950) beginnt mit grundlegenden Studien zur röntgenologischen
Schleimhautdiagnostik am Innenrelief des Verdauungskanals.
Pyelographie von ALEXANDER VON LICHTENBERG (1880—1948).
GEORG KELLING und HANS CHRISTIAN JACOBAEUS (1879—1938) führen die ersten Laparo-
skopien am Menschen aus.
Hämogrammformel von VIKTOR SCHILLING (geb. 1883) in die Diagnostik eingeführt.    1912
H. CH. JACOBAEUS führt die Thorakoskopie ein.
Pneumoperitoneum von OTTO GOETZE (1886—1955) in die Diagnostik eingeführt.    1918
ÅKE OLOF ÅKERLUND (1887—1958) begründet die Röntgendiagnostik des Duodenums.

## Bereicherungen der medikamentösen Therapie
## Neue Behandlungsmethoden

Morphin-Skopolaminnarkose von EUGEN SCHNEIDERLIN (geb. 1881) und BERTHOLD KORFF    1900
(gest. 1918).
Ätherrausch von PAUL SUDECK (1866—1945).    1901
Isolierung des kristallinischen Adrenalins durch THOMAS BELL ALDRICH (1861—1938) und
JOKICHI TAKAMINE (1854—1922).
Äthertropfnarkose von OSKAR WITZEL (1856—1925).    1902
Erste Versuche der Röntgenbestrahlung von Uterustumoren durch F. J. GENTSCH.
OSKAR BERNHARD (1861—1939) behandelt die chirurgische Tuberkulose mit Sonnenlicht-
bestrahlung.
„Hyperämie als Heilmittel" von AUGUST BIER.    1903

H. E. ALBERS-SCHÖNBERG entdeckt den Einfluß der Röntgenstrahlen auf die Keimdrüsen.
Anfänge der Röntgentiefentherapie durch GEORG PERTHES (1869—1927).
Anwendung der Röntgenstrahlen zur Therapie der Erkrankungen des leukopoetischen
Systems durch NICHOLAS SENN (1844—1908).

Einführung der kochsalzarmen Diät bei Nierenkrankheiten durch F. WIDAL und A. JAVAL.

AUGUSTE ROLLIER (1874—1954) errichtet in Leysin seine berühmten Anstalten zur heliotherapeutischen Behandlung der offenen Tuberkulose.

Einführung des Veronals als Ergebnis gemeinsamer Arbeit von EMIL FISCHER und JOSEPH VON MERING (1849—1908).

Ausbau der Infiltrationsanästhesie zur vollendeten Methode durch HEINRICH BRAUN (1847—1934).

1904 Technische Verbesserung der Äther- und Chloroformnarkose mit dem Roth-Draegerschen Mischapparat durch BERNHARD KROENIG (1863—1917).

Moderne Technik des Chloräthylrausches von WILHELM HERRENKNECHT (1865—1941).

Serotherapie der bazillären Dysenterie nach RUDOLF KRAUS und ROBERT DOERR (1871 bis 1952).

Synthetische Darstellung des Adrenalins durch FR. STOLZ.

JÖRGEN PETER MULLER (1866—1938) begründet das nach ihm benannte gymnastische System.

1905 ALFRED EINHORN (1857—1917) synthetisiert das Novocain.

1905/06 Erste Versuche der Radiumbehandlung von Gebärmuttertumoren und anderen gynäkologischen Erkrankungen durch PAUL OUDIN (1851—1923), FERNAND VERCHÈRE (1854—1940).

1906 ALBERT FRAENKEL (1864—1938) führt die intravenöse Strophanthinbehandlung der Herzinsuffizienz ein.

1907 PAUL UHLENHUTH heilt nach vorausgegangener Verwendung von Arsenpräparaten zur Behandlung von Trypanosomiasen durch Engländer, Franzosen und andere deutsche Forscher auf chemotherapeutischem Wege die Hühnerspirochaetose, Recurrens und Syphilis bei Tieren und bei Menschen mit organischen Arsenverbindungen.

Erste pathologisch-anatomische Untersuchung eines röntgenbestrahlten Eierstockes durch VERA ROSEN.

1908 RICHARD V. ZEYNEK (geb. 1869) und Mitarbeiter geben eine Methode (Thermopenetration, später Diathermie genannt) zur Tiefendurchwärmung des Körpers mittels der 1893 von NICOLA TESLA (1857—1943) dargestellten und nach ihm benannten Hochfrequenzströme bekannt.

1909 ALBAN KÖHLER (1874—1947) gibt die Grundzüge der Gitter- und Siebbestrahlung bekannt.

CARL JOSEF GAUSS (1875—1957) beschreibt den sog. „Röntgenkater".

CARL VON NOORDEN (1858—1944) empfiehlt die kochsalzarme Diät bei Hypertonie.

1910 Einführung des Salvarsan in die Syphilisbehandlung durch PAUL EHRLICH und SAHACHIRO HATA (1873—1938).

G. FORSELL begründet das Stockholmer „Radiumhem" (Radiumheim), die erste strahlentherapeutische Zentralklinik.

1911 Künstliche Höhensonne (Quecksilberdampflampe aus Quarz), die 1905 von RICHARD KIRCH (1860—1915) konstruiert wurde, wird von HUGO BACH (gest. 1940) und GOTTLIEB BREIGER (gest. 1920) in die allgemeine Therapie eingeführt.

Das von MAX DOHRN (1874—1943) dargestellte Atophan wird in die Praxis eingeführt.

1912 Heilung eines Eierstockkrebses mit Röntgenbestrahlung durch OTTO FRANQUÉ (1867—1937).

Ausbau der Bestrahlungstechnik der Ovarien durch BERNHARD KRÖNIG und CARL J. GAUSS.

1913 HANS MEYER (geb. 1877) erkennt die Vorzüge des Pendelprinzips bei der Strahlentherapie.

1914 JACOBAEUS gelingt die galvanokaustische Durchtrennung von Pleuraadhärenzen bei der Pneumothoraxanlage unter thorakoskopischer Kontrolle.

1916 Einführung des von HEINRICH HÖRLEIN (1882—1954) entdeckten Luminals.

Proteinkörpertherapie nach RUDOLF SCHMIDT (geb. 1873), der die Studien über die Heterobakterientherapie von R. KRAUS (1914), GIUSEPPE MAZZA (1858—1922) u. a. vorausgingen.

## Innere Medizin

In der *inneren Medizin* macht sich der funktionelle Gedanke nicht nur in der Beschreibung der Symptome, sondern auch in den auf die Prüfung der Funktion abzielenden neuen diagnostischen Methoden sowie in der Erfassung der Krankheitsbilder aus der *leibseelischen Totalität* der erkrankten Persönlichkeit besonders deutlich bemerkbar.

1901—1910 Erkenntnis der großen Häufigkeit des Duodenalgeschwürs durch BERKLEY GEORGE ANDREW MOYNIHAN (1865—1936).

1905 Beschreibung der hypertonischen Polycythämie durch FELIX GAISBÖCK (1868—1954).

FRIEDRICH VON MÜLLER (1858—1941) trennt die nephrotischen und nephritischen Krankheitsformen.

FR. VOLHARD erkennt den chemisch-humoralen Mechanismus der Hypertonie bei Nieren- 1906
krankheiten.
HANS CURSCHMANN (1875—1950) unterscheidet vasokonstriktorische und vasodilatorische 1907
Vasoneurosen.
Werk über Blutkrankheiten und Blutdiagnostik von OTTO NAEGELI (1871—1938). 1908
Aufstellung der Vagotonie und Sympathikotonie durch HANS EPPINGER (1879—1946) und 1909
LEO HESS (geb. 1879).
ERICH FRANK (1884—1956) prägt den Ausdruck „essentielle Hypertonie" für die 1911
Steigerung des arteriellen Blutdrucks bei sonst unbekannter Ursache.
Der Systemcharakter der vasomotorischen Krankheitsbilder wird von RICHARD CASSIRER
(1868—1925) herausgestellt.
HARVEY CUSHING (1869—1939) beschreibt den ersten Fall der später (1932) ausführlich von 1912
ihm beschriebenen und nach ihm benannten Cushingschen Krankheit, das basophile Adenom
der Hypophyse mit seinen konstitutionellen Folgen.
GUSTAV VON BERGMANN (1878—1955) begründet die Lehre vom neurogenen Ulcus. 1913
CARL VON NOORDEN beschreibt die enterogene Polyneuritis.
Neue Systematik der Nierenkrankheiten durch FRANZ VOLHARD und THEODOR FAHR 1914
(1877—1945).
KAREL FREDERIK WENCKEBACH (1864—1940) veröffentlicht seine grundlegenden Arbeiten
über die Rhythmusstörungen des Herzens.
JÖRGEN SCHAUMANN (1879—1953) stellt fest, daß es sich bei der von BESNIER (1889) als
Lupus pernio und von BOECK (1899) als benignes Sarkoid bezeichneten Krankheit um eine
allgemeine Erkrankung handelt, die auch innere Organe befällt (Morbus Besnier-Boeck-
Schaumann).
OTFRIED MÜLLER (1873—1945) begründet die Kapillarmikroskopie und -pathologie. 1916
KONSTANTIN ECONOMO (1876—1931) beschreibt die Encephalitis lethargica epidemica. 1917

## Chirurgie

Die *Chirurgie* wird von der biologischen Erforschung der Regenerationsvorgänge
aufs stärkste befruchtet (Ausbau der Wiederherstellungs- und Transplantationschirurgie); sie erfährt durch die sich ständig vervollkommnende diagnostische
und therapeutische Anwendung der Röntgen- und Radiumstrahlen, durch den
Ausbau der Asepsis, der Narkose und des technischen Hilfsapparates eine bedeutende Erweiterung der operativen Möglichkeiten, kommt aber auch durch
die tiefere Erkenntnis der natürlichen Heil- und Ausgleichvorgänge in die
Lage, häufiger als früher *konservative* Wege zu gehen, was vor allem der Orthopädie zugute kommt.

Der Äther löst (zuerst in den USA) in weitem Umfang das Chloroform als Narkosemittel ab. Seit 1900
Entkapselung der Niere durch GEORG MICHAEL EDEBOHLS (1853—1908) eingeführt. 1901
Gefäßnaht von A. CARREL. 1902
ROBERT B. OSGOOD (geb. 1873) und CARL SCHLATTER beschreiben unabhängig von- 1903
einander die nach ihnen benannte uninfektiöse Knochennekrose.
Druckdifferenzverfahren bei Thoraxoperationen durch FERDINAND SAUERBRUCH (1875 1903/04
bis 1951).
Förderung der Hirnchirurgie durch H. CUSHING. Etwa
seit 1905
PAUL LEOPOLD FRIEDRICH führt auf Anregung LUDOLPH BAUERS (1865—1951), des wissen- 1907
schaftlichen Begründers der modernen „Lungenkollapstherapie" in Deutschland, die erste
radikale Thorakoplastik aus.
Erste erfolgreiche Lobektomie der Lunge durch WERNER KÖRTE.
F. TRENDELENBURG entwirft den Plan zu der nach ihm benannten Operation der Lungen- 1908
embolie.
Einführung der Desinfektion der Haut vor Operationen mit Jodtinktur durch ANTONIO
GROSSICH (1849—1926).
ARTHUR LÄWEN (1876—1958) führt die Sakralanaesthesie ein. 1910
TUFFIER fördert mit seiner Schrift „Über die chirurgische Behandlung der Lungentuber-
kulose" die moderne Lungenchirurgie.
Wiederherstellungschirurgie von ERICH LEXER (1867—1937).

## Geburtshilfe und Gynäkologie

Seit
etwa 1910

Die Entwicklung der *Geburtshilfe* und *Gynäkologie* läuft in ihren Grundlagen
und Zielen der der genannten Fächer parallel. Bei größter Leistung der Technik

und dem entsprechenden Ausbau der Lokaltherapie sind beide Fächer bestrebt, über den Spezialismus hinaus den biologischen und pathologischen Zusammenhängen der Genitalorgane mit dem Gesamtorganismus des Weibes besser gerecht zu werden als bisher. Probleme, wie die Schwangerschaftstoxikosen, die Eklampsie, die psychogenen und endokrinen Störungen, begegnen einem besonders starken Interesse. Die Erkenntnis der Gefahren der Geburt unter unhygienischen und ungünstigen sozialen Verhältnissen fördern zusammen mit den guten Erfahrungen der operativen Geburtshilfe die *Anstaltsentbindung*. Der Einfluß der Berufstätigkeit der Frau auf ihren Gesundheitszustand wird näher untersucht.

Seit 1900  Ausbau der gynäkologischen Urologie durch WALTER STOECKEL (geb. 1871).

1901  ALBERT DÖDERLEIN gibt als neue Methode der vaginalen Uterusexstirpation die mediane Spaltung an.

1906  Studien über den Geburtsmechanismus nach dem Gesetz vom kleinsten Zwang von HUGO SELLHEIM (1871—1936).
Cervikaler Kaiserschnitt nach FRITZ FRANK (1856—1923).
Skopolamindämmerschlaf unter der Geburt von C. J. GAUSS.

1908  Vaginale Radikaloperation bei Collumcarcinom durch FRIEDRICH SCHAUTA (1849—1919). FRITZ HITSCHMANN (1870—1926) und LUDWIG ADLER (geb. 1879) stellen die Lehre von den menstruellen Veränderungen der Uterusschleimhaut auf eine neue Basis.

1909  In FRANZ VON WINCKELS (1837—1911) „Allgemeine(r) Gynäkologie" findet sich zum erstenmal das Wort „*Frauenkunde*".

Seit 1913  Zunehmende Anerkennung der Strahlentherapie der gynäkologischen Karzinome als gleichberechtigte Maßnahme neben der chirurgischen Behandlung: KRÖNIG, ERNST BUMM (1858 bis 1925), ALBERT DÖDERLEIN, PAUL KROEMER (1874—1917), GUSTAV KLEIN (1862—1920).

1915  Studien von ROBERT SCHROEDER (1884—1959) über die Physiologie und Pathologie der Menstruation.

1916  Neues Zangenmodell von CHRISTIAN KJELLAND (1871—1941).

1917  Werk über die Unfallerkrankungen in der Geburtshilfe und Gynäkologie von AUGUST MAYER (geb. 1876).

## Kinderheilkunde

Im Vordergrund der *Kinderheilkunde* steht die Erforschung der konstitutionellen Erkrankungen und die Ernährungsstörungen des Säuglings, die Therapie und Prophylaxe der Infektion sowie die soziale Betreuung des gesunden und kranken Kindes.

1900  CLEMENT DUKES (1845—1925) beschreibt die scharlachähnliche sogenannte „Vierte Krankheit", die NIL FEDOROVIČ FILATOV[W] (1847—1902) schon 1885 vom eigentlichen Scharlach getrennt und 1896 als Rubeolea scarlatinosa bezeichnet hatte (Filatow-Dukessche Krankheit).
JAQUES JOSEPH GRANCHER (1843—1907) entwickelt den Plan, kranke Kinder bei der Hospitalpflege in Boxen zu isolieren.

1902  Erste Versuche der Serumbehandlung des Scharlachs durch PAUL MOSER (1865—1924).

1905  ADALBERT CZERNY (1863—1941) begründet die Lehre von der exsudativen Diathese.

1906  A. CZERNY und ARTUR KELLER (1868—1934) prägen den Begriff der „Ernährungsstörung" des Säuglings.

1911  Dritter internationaler Säuglingsschutzkongreß in Berlin.

1919  KURT HULDSCHINSKY (geb. 1883) verwendet die künstliche Höhensonne zur Behandlung der Rachitis.

## Psychiatrie

Die *Psychiatrie* gewinnt neue Gesichtspunkte aus der Konstitutions- und Erbforschung, dem tieferen Eindringen in die Physiologie und Pathologie des Gehirns, in den seelischen Anteil am Irresein und durch die Psychotherapie. Es bahnt sich eine optimistischere Auffassung über die Aussichten der Behandlung der Psychosen an.

Seit 1901  Studien von EMIL KRAEPELIN zur systematischen Abgrenzung der Formenkreise der Dementia praecox und des manisch-depressiven Irreseins.
Einführung des Begriffes „Schizophrenie" durch EUGEN BLEULER (1857—1939) unter Mitwirkung von CARL GUSTAV JUNG (geb. 1875) und HANS WOLFGANG MAIER (1882—1945).

1903  PAUL CHARLES DUBOIS (1848—1918) führt die Bezeichnung „Psychotherapie" ein.

Beginn der bahnbrechenden Arbeiten von WALTER SPIELMEYER (1879—1935) über die  Etwa 1905
pathologische Histologie des Zentralnervensystems.

ALFRED ADLER (1870—1937) begründet die Individualpsychologie.  1907

CARL GUSTAV JUNG begründet die analytische Psychologie.  1913

„Allgemeine Psychopathologie" von KARL JASPERS (geb. 1883).

JULIUS WAGNER-JAUREGG (1857—1940) veröffentlicht die ersten Erfolge der Behandlung  1918
von Psychosen durch Aufimpfung von Malaria.

ERNST KRETSCHMER (geb. 1888) beginnt seine Untersuchungen über „Körperbau und  1918
Charakter".

ECONOMO entdeckt ein Schlafsteuerungszentrum am Übergang des dritten Hirnventrikels
in den Aquaeductus Sylvii.

## *Augenheilkunde*

HJALMAR SCHIÖTZ (1850—1927) gibt ein Tonometer zur exakten Messung des Druckes  1905
im Augapfel bekannt.

EDUARD ZIRM (1863—1944) führt eine erfolgreiche Keratoplastik aus.  1906

Einführung des stereoskopischen Ophthalmoskops durch ALLVAR GULLSTRAND.  1910

ROBERT HENRY ELLIOT (1864—1936) führt die Bulbustrepanation zur Behandlung des
Glaukoms ein.

Einführung der Spaltlampe von A. GULLSTRAND.  1911

Die *Sprachheilkunde* gewinnt als wichtige Ergänzung zur Lehre von den Erkrankungen der oberen Luftwege und ihrer Behandlung zunehmende Bedeutung.

HERMANN GUTZMANN (1865—1922), einer der Hauptbegründer der Lehre von den Sprach-  1912
und Stimmstörungen, veröffentlicht als Ergebnis jahrzehntelanger Forschung das grundlegende Werk „Sprachheilkunde".

## *Zahnheilkunde*

Einführung der wissenschaftlich fundierten Methodik der Wurzelspitzenresektion durch  1908
KARL PARTSCH (1855—1932).

Förderung der Lehre von der Fokalinfektion durch FRANK BILLINGS (1854—1932) und  1916
EDWARD CHARLES ROSENOW (geb. 1875); Fokalinfektion und elektive Lokalisation.

## *Hygiene*

Die *Hygiene* zieht mehr als früher neben der intensiven Verwertung der naturwissenschaftlichen Ergebnisse der Physik, Chemie, Bakteriologie und Serologie die *sozialen* Faktoren in den Bereich ihrer Forschung.

Gründung des Hamburger Institutes für Schiffs- und Tropenhygiene durch BERNHARD  1900
NOCHT (1857—1945).

KARL WILHELM VON DRIGALSKI (1871—1950) und HEINRICH CONRADI (geb. 1876) weisen  1901
bei Gesunden Dauerausscheidung von Typhusbazillen nach.

Gründung einer übernationalen Gesundheitsorganisation für Nord- und Südamerika, die  1902
sich besonders auf dem Gebiet der Seuchenbekämpfung bewährt (Pan American Sanitary
Bureau).

Wachsendes Interesse an einer wissenschaftlichen Sozialhygiene. Auf Anregung von  1905
ALFRED GROTJAHN (1869—1931) wird in Berlin die Gesellschaft für soziale Medizin, Hygiene
und Medizinalstatistik gegründet.

Der Begriff „Sportarzt" taucht auf.  1906

CHARLES JULES HENRI NICOLLE (1866—1936) erbringt den experimentellen Nachweis der  1909
Übertragung des Flecktyphus durch Läuse.

MAX GRUBER (1853—1927) definiert die Rassenhygiene als Hygiene des Keimplasmas.  1911

Errichtung eines Sportlaboratoriums auf der internationalen Hygieneausstellung in Dresden.

Begründung des deutschen Hygienemuseums als vorbildliche Stätte hygienischer Volks-  1912
belehrung durch KARL AUGUST LINGNER (1861—1916).

Die *Geschichte der Medizin*, von KARL SUDHOFF (1853—1938) neu begründet, erobert sich einen allmählich wachsenden Einfluß auf das Denken der Ärzte.

In den *Standesverhältnissen* ist die Zeit durch heftige Kämpfe der Ärzte um ihre materielle Existenz mit den Interessen der immer stärker werdenden öffentlichen und privaten Krankenkassen charakterisiert.

1901   Einführung einer neuen Prüfungsordnung für Ärzte und des Medizinalpraktikantenjahres vor der ärztlichen Approbation in Deutschland.

1909   Reform des zahnärztlichen Studiums in Deutschland. Forderung der Reifeprüfung. Einführung der zahnärztlichen Vorprüfung. Verlängerung des Studiums von 4 auf 7 Semester.

# E. Neueste Zeit

Vom Ausgang des ersten Weltkrieges bis zur Mitte des 20. Jahrhunderts.

## 1918—1950

Unter dem Einfluß des *sozialen* Denkens nimmt die staatliche Fürsorge für Kranke und Arbeitsunfähige, vor allem in Deutschland, ein bis dahin unerhörtes Ausmaß an.
In diesem Zeitraum entwickelt sich aus den direkten und indirekten Folgen der Kriege und Revolutionen, insbesondere des zutage tretenden größeren Unterschiedes in der wirtschaftlichen Lage verschiedener Völker und Bevölkerungsschichten auf der ganzen Erde eine neue Einstellung des Menschen zu den Problemen des sozialen und persönlichen Lebens und der Weltanschauung. Diese Wandlung wird mitbedingt durch das veränderte *physikalische Weltbild*, welches das „*Atomzeitalter*" heraufbeschwört, durch die rapiden Fortschritte der Technik mit der umfangreichen *Mechanisierung* der früher von Menschen geleisteten körperlichen Arbeit in den wirtschaftlichen Betrieben und weiter durch die ständige Zunahme der Bevölkerungsziffer und -dichte.

Alle diese Faktoren finden auch in der zeitgenössischen *Heilkunde* mehr oder weniger deutlich ihren Niederschlag. Die *soziale* Medizin spielt im ärztlichen Leben eine stetig an Wichtigkeit zunehmende Rolle. Die Bekämpfung und Behandlung der körperlichen und psychischen Kriegs- und Nachkriegsschäden, der Unfallverletzungen und Schädigungen durch die Mechanisierung des menschlichen Lebens, durch die Hetze der Motorisierung, vor allem die Bekämpfung der gesundheitlichen Gefahren unzulänglicher sozialer Zustände stellen die Ärzte vor neue Aufgaben.
Die „*Präventivmedizin*" wird ein Hauptprogramm der wissenschaftlichen Heilkunde, die gesundheitliche Fürsorge für die Alten hilft mit zur Begründung der modernen Gerontologie. Die, wie auf S. 53 gesagt wurde, schon am Anfang des 20. Jahrhunderts stärker hervorgetretene Lehre von der *Konstitution* trägt zu der Erkenntnis bei, daß bei jedem lokalen Krankheitsprozeß der ganze Mensch entweder primär oder sekundär mitbeteiligt ist, wie es dem Denken der klassischen Griechenmedizin eigen war. Als neue Schulrichtungen entstehen der „*Neohippokratismus*" und die „*Ganzheitsbetrachtung*" des kranken Menschen. Die Naturwissenschaft, die die Grenzen zwischen Kraft und Stoff zu verwischen scheint, unterstützt mit ihren Fortschritten geradezu das Gefühl, daß es mit der rein naturwissenschaftlichen Erfassung der Krankheit nicht getan ist, daß sie auch *metaphysische* Bezüge hat. Dadurch gewinnt die im 19. Jahrhundert unter dem Eindruck der aufblühenden Naturwissenschaften vernachlässigte *Geschichte der Medizin* eine neue aktuelle Bedeutung. Mit der Philosophie und Psychologie erringen die *Geisteswissenschaften* Einfluß auf die Medizin. Es entsteht das Schlagwort von der „*psychosomatischen*" Heilkunde. Man erkennt, daß auch der schlichten volkstümlichen *Empirie*, der ärztlichen Erfahrung und Kunst am Krankenbett noch immer mehr zu tun übrigbleibt, als man im 19. Jahrhundert geglaubt hatte.
Soweit keine Einseitigkeit und Vernachlässigung der Errungenschaften der Naturwissenschaft in der wissenschaftlichen Medizin und laienhafte Betätigung von Heilkundigen Schaden stifteten, sind diese Gedanken zu den im Grundsätzlichen wertvollen Errungenschaften der modernen Medizin zu rechnen.

## Fortschritte der Chemie, Physik und Technik

Erste „Atomzertrümmerung" am Stickstoff durch Beschießen mit α-Strahlen durch 1919
E. RUTHERFORD.

IRÈNE CURIES (geb. 1897) und FRÉDÉRIC JOLIOTS (1906—1958) Atomzertrümmerung durch 1934
α-Strahlen und induzierte Radioaktivität.

OTTO HAHN und FRITZ STRASSMANN (geb. 1902) gelingt die Spaltung des Urans durch 1938
Neutronenbeschuß in Barium und Krypton. Beginn des Atomzeitalters.

Das Elektronenmikroskop wird (1931) von MAX KNOLL (geb. 1897) und ERNST RUSKA 1931/38
(geb. 1906) gebaut. Letzterer und BODO V. BORRIES (geb. 1905) entwickeln daraus als prak-
tisch einsatzfähiges Gerät das Übermikroskop.

Durch HELMUT RUSKA (geb. 1908) u. a. wird die Übermikroskopie in die Medizin und Biologie Seit 1938
eingeführt.

GUSTAV ADOLF KAUSCHE, EDUARD PFANKUCH und HELMUT RUSKA weisen mit dem Über- 1938
mikroskop erstmalig bisher ultravisible Viren (das Virus der Mosaikkrankheit des Tabaks
und das Kartoffel-$x$-Virus) als sichtbare Makromoleküle nach.

Zunehmende Verwendung der Kernenergie für friedliche Zwecke, nachdem ihre Ausnutzung Etwa
für den Krieg bei dem ersten Abwurf einer Atombombe über Japan (1945) größtes Elend seit 1950
über die betroffenen Menschen gebracht hatte.

*Tieferes Eindringen in die lebendigen Vorgänge mit Hilfe der Chemie und Physik*

CHARLES ROBERT HARINGTON (geb. 1897) gelingt die Synthese des Thyroxins. 1927

ADOLF BUTENANDT (geb. 1903) stellt das Follikelhormon Oestron bzw. das Androsteron in 1929—1932
kristallinischer Form dar und gibt die chemische Konstitutionsformel der Keimdrüsenhor-
mone bekannt.

Reindarstellung in kristallinischer Form, Konstitutionsermittlung und Synthese des Corpus 1934
luteum-Hormons Progesteron durch A. BUTENANDT.

Synthese des Hodenhormons durch A. BUTENANDT. 1935

WENDELL MEREDITH STANLEY (geb. 1904) weist nach, daß das Virus der Tabakmosaikkrankheit aus einem kristallisierbaren Protein besteht.

RICHARD KUHN (geb. 1900) gelingt die erste künstliche Darstellung eines Ferments aus dem
in der Milch vorkommenden, von ihm synthetisch dargestellten Vitamin Lactoflavin.

R. KUHN isoliert das Vitamin $B_6$ und legt dessen Konstitution fest. 1939

Die *Biologie* gewinnt immer mehr Bedeutung im Denken der Naturforscher und
Ärzte. Sie befaßt sich neben den Problemen der Vererbung, Entwicklung und
Beeinflussung des Menschen durch die Umwelt auch mit den letzten Fragen
nach dem Wesen und dem Sinn des Lebens. Ausbreitung der neovitalistischen
Lehre von HANS DRIESCH.

Umwelttheorie von JAKOB V. UEXKÜLL (1864—1944). 1909
Bahnbrechende Studien von HANS SPEMANN (1869—1941) und seinen Schülern über den Seit 1921
von ihm gefundenen Organisatoreffekt.

Experimentelle Untersuchung der biologischen Träger der Erbmasse in der Zelle.

Mutationen als Folge von Röntgenbestrahlung werden von HERMANN JOSEPH MULLER 1927
(geb. 1890) im Experiment nachgewiesen.

Die *Anatomie* wird stärker als bisher vom funktionellen Gedanken beherrscht,
wendet sich mehr als früher praktischen Zielen zu und arbeitet eng mit den
Vertretern der praktischen Heilkunde und der Hygiene zusammen. Als Vertreter des funktionellen Gedankens in der Anatomie ist u. a. zu nennen HER-
MANN BRAUS (1867—1924) und als solcher der biologisch eingestellten vergleichenden Anatomie HANS BÖKER (1886—1939).

Förderung der menschlichen Erblehre durch ERWIN BAUR (1875—1933), EUGEN FISCHER 1923
und FRITZ LENZ (geb. 1887).

Fast ein halbes Jahrhundert nach FRANCIS GALTON führen WILHELM WEITZ (geb. 1881) 1924
und HERMANN WERNER SIEMENS (geb. 1891) die Zwillingsforschung in die medizinische
Genetik ein.

1926 erscheint das Buch: „Die Unfruchtbarkeit als Folge unnatürlicher Lebensweise" von 1926
HERMANN STIEVE (1886—1952).

Mit OTMAR FRHR. VON VERSCHUER (geb. 1896) und seinen Schülern beginnt der methodisch- 1927
systematische Ausbau der Zwillingsforschung als Methode der Humangenetik und ihre
praktische Anwendung auf akute Probleme der Biologie und Pathologie.

Ähnlich wie die Anatomie dient die *Physiologie* mehr als früher unmittelbar den Zielen der Klinik. Sie arbeitet besonders eng mit der Chemie und experimentellen Pharmakologie, aber auch in bedeutendem Umfang mit der Klinik Hand in Hand. Die Physiologie des Herzens, der Blutbewegung, des Nervensystems, die Lehre von der inneren Sekretion und die Vitaminforschung werden besonders intensiv gefördert.

1921 OTTO LÖWI (geb. 1873) weist als erster am Froschpräparat exakt die chemische Übertragung des Nervenreizes auf das Gefolgsorgan nach.

1929 HANS BERGER (1873—1941) weist am Menschen die Aktionsströme des Gehirns nach (Elektroenzephalogramm).

1940 K. LANDSTEINER und ALEXANDER WIENER (geb. 1907) geben die Entdeckung einer neuen agglutinablen Blutkörpercheneigenschaft, den Rhesusfaktor, bekannt (Rh-Blutgruppensystem).

Die *Pathologie* macht ebenfalls in enger Gemeinschaftsarbeit mit der Klinik große Fortschritte in der Erkenntnis der Bedeutung der Konstitution, der Lebensweise und der Umwelt für den krankhaften Prozeß, in der Lehre von der Entzündung, der Tuberkulose und Geschwulstbildung.

1919 LEO LOEB beobachtet den Einfluß der Sexualhormone auf das Geschwulstwachstum.

1920 FRIEDRICH KRAUS (1858—1936) veröffentlicht das Werk: „Die allgemeine und spezielle Pathologie der Person", charakterisiert durch das Bestreben, Konstitution und Individualität durch systematische Analyse und Synthese aufzuhellen. Die „Lenkung der Person" liegt im vegetativen System, die „kortikale" Person wird der „Tiefenperson" gegenübergestellt.

1923 FR. VOLHARD beschreibt den blassen Hochdruck.

1923/24 O. WARBURG entdeckt den anaeroben Stoffwechsel der Krebszellen.

1926 KONRAD HEIM (geb. 1890) weist erstmalig nach, daß bei der Explantation, der Gewebszüchtung auf Kulturen, nicht nur mit embryonalem, sondern auch mit Funktionsgewebe des ausgereiften menschlichen Organismus (Endometrium) Wachstumserfolge zu erzielen sind.

1931 HEINZ ZEISS (1888—1949) prägt den Begriff Geomedizin.

1933 R. RÖSSLE prägt den Begriff Pathergie.

1934 HARRY GOLDBLATT (geb. 1891) beschreibt den experimentellen „Drosslungshochdruck".

### Neue Krankheitsbilder

1922 WERNER SCHULTZ (1878—1944) beschreibt die Agranulozytose.

1930 Erste Beschreibung der Bornholmer Krankheit (Myositis epidemica) durch EJNAR SYLVESTER (geb. 1880).

1934 BERTHOLD WICHMANN (geb. 1905) führt den Begriff „vegetative Dystonie" ein.

1944 Das auf konstitutionellen Faktoren beruhende „vegetativ-endokrine Syndrom der Frau" wird von FRIEDRICH CURTIUS (geb. 1896) definiert.

### Neue diagnostische Methoden

1918 WALTER DANDY (1886—1946) führt die Luftenzephalographie ein.

1923 RUDOLF SCHINDLER (geb. 1888) betont den Wert der Gastroskopie für die Diagnose der entzündlichen Veränderungen der Magenschleimhaut.

1924 EVARTS AMBROSE GRAHAM (geb. 1883) und WARREN HENRY COLE (geb. 1898) führen die röntgenologische Darstellung der Gallenblase mit jodhaltigen Kontrastmitteln ein (Cholezystographie).

1925 W. DANDY gibt erste Erfahrungen mit der Luftmyelographie bekannt.

1927 Durch EGAS MONIZ (1874—1955) werden erstmalig am Lebenden die Hirngefäße nach Füllung mit einem Kontrastmittel röntgenologisch dargestellt.

1929 Erste Herzkatheterungen im Selbstversuch durch WERNER FORSSMANN (geb. 1904). REYNALDO DOS SANTOS begründet die Methode der translumbalen Aortographie.

1929/30 FRANK NORMAN WILSON (geb. 1890) gibt die nach ihm benannten Brustwandableitungen für die Schreibung der Herzstromkurve an.

1932 Das flexible Gastroskop wird von R. SCHINDLER und NORBERT HENNING (geb. 1896) eingeführt.

1937 A. CASTELLANOS und R. PEREIRAS stellen erstmals die thorakale Aorta durch Kontrastmittelinjektion gegen den Blutstrom dar.

1944 Grundlegende Arbeiten von ARTHUR WEBER (geb. 1879) über die Herzschallregistrierung.

*Fortschritte der medikamentösen Therapie.*

Weiterentwicklung und Ausbau der Chemotherapie, der therapeutischen Verwendung der Hormone und Vitamine und ihrer synthetischen Herstellung. Sowohl organsubstituierende als auch syndromspezifische Verwendung zahlreicher Hormone. Einführung der Antibiotika. Aus diesen neuen Mitteln und Erkenntnissen ziehen alle Spezialgebiete der Heilkunde mehr oder weniger Nutzen und erleben dadurch selbst grundsätzliche Veränderungen, z. B. Dermatologie und Venerologie, Klinik und Lehre der Infektionskrankheiten.

Das Germanin wird von den Chemikern OSKAR DRESSEL (1865—1941) und RICHARD KOTHE 1917
(1863—1925) in Zusammenarbeit mit dem Chemotherapeuten WILHELM ROEHL (1881
bis 1929) entdeckt.

Entdeckung des Insulins durch FREDERICK GRANT BANTING (1891—1941) und CHARLES 1921
HERBERT BEST (geb. 1899).

Begründung der antiallergischen Kammern durch WILLEM STORM VAN LEEUWEN (1882 1925
bis 1933).

Einführung des aus den Arbeiten von KARL FRIEDRICH SCHMIDT (geb. 1887) u. a. seit dem 1926
Jahr 1923 hervorgegangenen und erprobten Cardiazols in die Therapie.

Einführung der Lebertherapie bei perniziöser Anämie durch GEORG RICHARD MINOT (1885
bis 1950) und WILLIAM PARY MURPHY (geb. 1892).

ADOLF WINDAUS gibt als Ergebnis langjähriger Zusammenarbeit mit ALFRED FABIAN HESS 1927
(geb. 1875) die Entdeckung eines durch Ultraviolettbestrahlung des Ergosterins hergestellten Stoffes bekannt, der die Rachitis günstig beeinflußt (Vitamin D).

Das in den Elberfelder Laboratorien der I. G. Farbenindustrie entdeckte und von W. ROEHL
im Vogelmalariaversuch als wirksam befundene Plasmochin wird in die Therapie eingeführt.

ALEXANDER FLEMING (1881—1955) beobachtet die wachstumshemmende Wirkung von 1929
Schimmelpilzen auf Staphylokokkenkulturen.

Das Atebrin wird nach Erprobung seiner Wirkung im Tierversuch durch WALTER KIKUTH 1932
(geb. 1896) in die Therapie eingeführt.

Grundlegende Arbeiten von GERHARD DOMAGK (geb. 1895) über die elektive Wirkung des 1934/35
Prontosils auf Streptokokken. Beginn der Sulfonamidbehandlung bakterieller Infektionskrankheiten.

PHILIP SHOWALTER HENCH (geb. 1896) und EDWARD CALVIN KENDALL isolieren aus der 1935
Nebennierenrinde das Compound E (= Cortison).

Das antikoagulierend wirkende Heparin, das bereits 1916 durch W. H. HOWELL entdeckt 1936
worden war, wird von ERIK JORPES (geb. 1894) in reiner Form dargestellt.

G. DOMAGK erkennt die Wirksamkeit der Sulfathiazole gegenüber Tuberkelbazillen in vitro. 1940

JÖRGEN LEHMANN (geb. 1898) beschreibt die antikoagulierende Wirkung des Dicumarins. 1942

Entdeckung des Penicillins, welches mit seiner prompten Heilwirkung bei den verschiedenen Infektionen eine neue Ära in der Therapie der ansteckenden Krankheiten einleitet, durch die Arbeiten von ALEXANDER FLEMING, HOWARD FLOREY (geb. 1898) und ERNST CHAIN (geb. 1906).

BERNARD W. HALPERN (geb. 1904) stellt als erstes brauchbares Antihistaminikum das Antergan dar.

SELMAN WAKSMAN (geb. 1888) entdeckt die Wirksamkeit des Streptomycins bei der mensch- 1944
lichen Tuberkulose.

RUDOLF R. MAYER (geb. 1895), CHARLES P. HUTTERER (geb. 1906) und CÄSAR R. SCHOLZ 1945
(geb. 1907) entwickeln das Antihistaminikum Pyribenzamin.

F. BERNHEIM führt die Paraaminosalicylsäure in die Tuberkulosetherapie ein; sie wird von
JÖRGEN LEHMANN befürwortet.

Bedeutende Fortschritte in der Chemotherapie der Tuberkulose durch Einführung der 1946/50
Thiosemicarbazone und des Isonicotinsäurehydrazids durch DOMAGK u. a.

Das gegen Typhus- und Paratyphus-B-Erreger hochwirksame Antibiotikum Chlorampheni- 1947
col wird von PAUL RUFUS BURKHOLDER (geb. 1906) und DAVID GOTTLIEB (geb. 1911) isoliert.

BENJAMIN MINGE DUGGAR (1872—1956) stellt das wichtige Breitspektrum-Antibiotikum 1948
Aureomycin dar.

HENCH und KENDALL beschreiben die antirheumatische Wirkung des Cortisons.

Neben den durch die medikamentöse Therapie erzielten neuen Erfolgen am Krankenbett werden von der fortschreitenden Pharmakologie auf den Gebieten der inneren Medizin und Kinderheilkunde auch neue, für krankheitstheoretische Überlegungen wichtige Erkenntnisse gewonnen.

### Ausbau der Narkosetechnik. Neue Narkotica

Die von der Pharmakologie gebotene größere Auswahl geeigneter Mittel zur *Narkose* und der Ausbau der Narkosetechnik, die auf dem Wege ist, zum Betätigungsfeld eigens ausgebildeter Fachärzte zu werden, erweitern auf allen Sondergebieten der Heilkunde, wo operative Behandlung angezeigt ist, deren Möglichkeiten und tragen wesentlich zu ihren rapide steigenden Erfolgen bei.

1911 Die Endotrachealnarkose wird von Franz Kuhn (1866—1929) systematisch angewandt. Er ist nicht ohne Vorläufer.

1918 Äthylennarkose durch Arno Benedikt Luckhardt (geb. 1885).

1920 Edgar Stanley Rowbotham (geb. 1890) und Ivan Whiteside Magill (geb. 1888) entwickeln die endotracheale Intubation zu einer regulären Hilfstechnik der Inhalationsnarkose.

1922 Azetylennarkose durch Hermann Wieland (1885—1929) und Carl J. Gauss.

1923 An der Mayo-Klinik in Rochester wird die erste selbständige Anästhesie-Abteilung eingerichtet.

1927 Avertinnarkose durch Fritz Eichholtz (geb. 1889) und (1929) durch Martin Kirschner (1879—1942).

Seit 1928 Zunehmende Verbreitung der Intubationsnarkose, ausgehend von den USA.

1928 George Herbert William Lucas (geb. 1894) und Velyien Ewart Henderson (1877 bis 1944) erkennen die Wirkung des Cyclopropans auf das Zentralnervensystem.

1933 Evipannarkose durch Hellmut Weese (1897—1954).

1942 Harald Randall Griffith (geb. 1894) und G. Enid Johnson empfehlen ein Curarealkaloid, das Tubocurarin, zur Muskelerschlaffung bei chirurgischen Eingriffen.

### Innere Medizin und Pädiatrie

1921 Georg Bessau (1884—1944) beginnt seine Forschungen, ein künstliches Nahrungsgemisch für Säuglinge herzustellen, welches die gleichen mikrobiologischen Verhältnisse wie bei natürlicher Ernährung schafft.

1931 Emil Feer (1864—1955) beschreibt den schon vor ihm von anderen beobachteten Symptomenkomplex der infantilen Akrodynie (vegetative Neurose des Kleinkindes), von da an Feersche Krankheit genannt.

1928 Gründung der deutschen Gesellschaft für Kreislaufforschung.

1937 P. S. Hench beobachtet Besserung rheumatischer Erkrankungen bei Gravidität und Ikterus.

1941 Philip Levine (geb. 1900) gelingt die Aufklärung der fetalen Erythroblastose als Inkompatibilität im Rh-System.
Erste Beobachtung von gehäuft auftretendem Linsenstar bei Kindern, deren Mütter in den ersten Schwangerschaftsmonaten die Röteln durchgemacht hatten (Embryopathia rubeolosa), durch Norman Mc. Alister Gregg.

1944/46 Alexander Wiener berichtet über Austauschbluttransfusionen zur Behandlung der fetalen Erythroblastosen.

### Fortschritte der operativen Chirurgie

1921 Einrichtung eines öffentlichen Blutspenderdienstes in London.

1922 René Leriche (1879—1955) entwickelt seit 1917 die Methode der periarteriellen Sympathektomie.

1923 Elliott Care Cutler (geb. 1888) führt die erste erfolgreiche Mitralstenosenoperation aus.

1924 Beginn der richtungweisenden Arbeiten auf dem Gebiet der Unfallchirurgie von Lorenz Böhler (geb. 1885).
Martin Kirschner entfernt zum erstenmal einen Embolus aus der Pulmonalisarterie nach der Trendelenburgschen Methode.

1928 Einführung der elektrochirurgischen Behandlung maligner Tumoren durch Franz Keysser (1885—1942).

1930 Gustav Maurer (geb. 1895) gibt in der „Ausschälungsthorakokaustik" eine verbesserte Methode zur Lösung pleuraler Verwachsungen von der Brustwand bekannt.

1933 E. A. Graham führt die erste Pneumektomie beim Bronchialkarzinom aus.

Seit 1938 Bedeutende Fortschritte der Herzchirurgie insbesondere bei angeborenen Herzfehlern durch die Arbeiten von Alfred Blalock (geb. 1899), Helen Taussig (geb. 1898), Robert Edward Gross (geb. 1905) und Clarence Crafoord (geb. 1899).

1944 Clarence Crafoord führt erstmalig bei einer Aortenisthmusstenose eine Resektion aus. Blalock operiert den von Fallot (1888) beschriebenen kombinierten Herzfehler nach dem Vorschlag von Helen Taussig unter Anlage einer Gefäßanastomose.

## Geburtshilfe und Gynäkologie

In der *Geburtshilfe* und *Gynäkologie* gewinnen die Bestrebungen, über den Organspezialismus hinaus die gynäkologischen Beschwerden und Symptome im Zusammenhang mit dem psychosomatischen Gesamtorganismus des Weibes zu erfassen, an Raum. Sie beeinflussen in weitem Umfang die Therapie und vermindern die Zahl der lokalen operativen Eingriffe. Die zunehmende berufliche Tätigkeit der Frau bringt sie in Konflikte mit ihrer Aufgabe als Mutter, Ehegattin und Hausfrau und führt durch Überlastung zu körperlichen und seelischen Schäden, deren Verhütung und Heilung den Arzt vor Probleme sozialmedizinischer Natur stellt. Es entsteht der moderne Begriff der *Frauenkunde*. Die Technik der lokalen Diagnose, der operativen und radiologischen Therapie wird weiter ausgebaut.

A. DÖDERLEIN sagt als Pionier der Strahlenbehandlung des Kollumkarzinoms bei der ersten 1911 Mitteilung über seine Erfolge auf dem Hallenser Gynäkologenkongreß, daß die Karzinome unter der Radiumwirkung „schmelzen wie der Schnee in der Märzsonne".

MAX HIRSCH (geb. 1877) prägt den modernen Begriff der Frauenkunde und Sozialgynäkologie. 1912

ISADOR CLINTON RUBIN (geb. 1883) macht die erste erfolgreiche Tubendurchblasung zur 1919 Behandlung der durch Tubenverklebung bedingten Sterilität.

GRANTLEY DICK (RICHARD) READ (1890—1959) gibt sein Verfahren bekannt, durch psychisches Training in der Schwangerschaft den Geburtsschmerz zu bekämpfen.

JOHN ALBERTSON SAMSON (1873—1946) führt die Bezeichnung „endometrialer Typ" für 1921/22 pathologische Bildungen im Ovar und Bauchfell ein, an denen die Uterusschleimhaut beteiligt ist. Daraus entwickelt sich der moderne Begriff des Endometrioms und der Endometriose. Befunde dieser Art waren schon 1896 von FRIEDRICH VON RECKLINGHAUSEN und HERMANN WOLFGANG FREUND (1859—1925) beobachtet worden.

HANS HINSELMANN (1884—1959) führt die Kolposkopie ein und fördert damit die Früh- 1925 erkennung maligner Veränderungen der Portio uteri.

Einführung der auf Hormonennachweis beruhenden Schwangerschaftsreaktion von SELMAR 1927 ASCHHEIM (geb. 1878) und BERNHARD ZONDEK (geb. 1891).

GEORG NICHOLAS PAPANICOLAOU (geb. 1883) gibt als neue Methode zur Diagnose des Uterus- 1928 krebses die mikroskopische Untersuchung der Scheidenabsonderungen an.

## Psychiatrie

Insulinschockbehandlung durch MANFRED SAKEL (1900—1957) begründet. 1933

Cardiazolkrampfbehandlung der Schizophrenie durch LADISLAUS VON MEDUNA (geb. 1896) 1935/36 eingeführt.

EGAS MONIZ beginnt mit chirurgischen Eingriffen am Gehirn zur Behebung psychischer 1935/36 Störungen (Leukotomie). Begründung der „Psychochirurgie".

LUCIO BINI und UGO CERLETTI (geb. 1877) führen die Elektroschockbehandlung der Psy- 1937 chosen ein.

## Augenheilkunde

Operative Behandlung der Netzhautablösung durch JULES GONIN (1870—1935). 1921

## Hygiene

In größerem Ausmaß werden Maßnahmen der allgemeinen Hygiene und des öffentlichen Gesundheitswesens auf internationaler Ebene organisiert. Dadurch tritt ein weitgehender Ausgleich nationaler Eigentümlichkeiten ein. Die prophylaktische Medizin arbeitet mehr als bisher mit der kurativen Medizin Hand in Hand. Ungeachtet einer weltweiten Ausdehnung der Kriegsschauplätze spielen die Seuchen im zweiten Weltkrieg eine geringere Rolle als im ersten. Dafür sind in erster Linie neuartige Insektizide maßgebend.

A. CALMETTE führt die ersten Schutzimpfungen gegen Tuberkulose an gefährdeten Säug- 1920/21 lingen mit dem von ihm entwickelten Impfstoff durch (sog. BCG-Schutzimpfungen).

Zur Abwehr einer in Osteuropa ausgebrochenen großen Fleckfieberepidemie setzt der Völker- 1920 bund eine Fleckfieberkommission ein.

Die Hygienekommission des Völkerbundes koordiniert die Arbeiten der europäischen Staaten 1923 auf dem Gebiet des öffentlichen Gesundheitswesens.

1936 Gründung der Deutschen Gesellschaft für Hygiene.

1939 PAUL MÜLLER (geb. 1899) entdeckt im Dichlordiphenyltrichlormethylmethan (DDT) ein hochwirksames Kontaktgift und seine Bedeutung im Kampf gegen die Insekten. Es wird 1941 als Pflanzenschutzmittel eingeführt und gewinnt auch durch die Ausrottung von Krankheiten übertragenden Insekten große Bedeutung in der Seuchenbekämpfung.

1948 Die Weltgesundheitsorganisation (WHO) nimmt als Teilorganisation der Vereinten Nationen ihre Arbeit auf. Das Recht auf Gesundheit wird als Grundrecht des Menschen proklamiert. Besondere Ausrichtung der Arbeit auf Besserung der hygienischen Verhältnisse in den unterentwickelten Ländern.

1948/50 In Deutschland Durchführung von Röntgenreihenuntersuchungen, großen freiwilligen BCG-Schutzimpfungsaktionen und anderen Maßnahmen gegen die Tuberkulose (Bekämpfung der Rindertuberkulose).

1950 Die BCG-Schutzimpfung wird in Frankreich zur gesetzlichen Pflichtimpfung erhoben.

1951 Die Weltgesundheitsorganisation gibt die Pharmacopoea Internationalis heraus.

## *Standesverhältnisse*

Die ärztlichen *Standesverhältnisse* sind gekennzeichnet durch die Einführung von Ärztekammern zur Überwachung der ärztlichen Praxis, die Regelung der vielfältigen Probleme der Facharztanerkennung und durch tiefgreifende Veränderungen der soziologischen Struktur der Heilberufe in einzelnen Staaten. In verschiedenen deutschen Bundesstaaten werden seit 1903 Ärztekammergesetze erlassen.

1919 Einführung der Promotion zum Dr. med. dent. für Zahnärzte in Deutschland.

1924 Der Deutsche Ärztetag legt in den „Bremer Richtlinien" die Grundzüge einer einheitlichen Facharztordnung fest.

1925 ERWIN LIEK (1878—1935) veröffentlicht das oft aufgelegte, zu neuem hippokratischem Denken mahnende Buch: „Der Arzt und seine Sendung".

1935 Aufbauend auf den Vorarbeiten des Deutschen Ärztevereinsbundes wird die Deutsche Reichsärzteordnung erlassen. Gründung der Reichsärztekammer.

1937 Erlaß der deutschen ärztlichen Berufsordnung mit Facharztordnung.

1948 Einführung des National Health Service in England und Sozialisierung des Ärztewesens und der Krankenhäuser.

1949/51 Neue Approbationsordnungen für Zahnärzte in Deutschland. Auflösung der Berufsgruppe der Dentisten.

# Personen- und Ortsverzeichnis

Ortsnamen sind *kursiv* gesetzt

(Å siehe hinter Z)

d'Abano, P. 19
Abbe, E. 41
Abderhalden, E. 55
Abulkasim 16
Achillini, A. 20
Adams, J. 51
Addison, Th. 31
Adler, A. 61
Adler, L. 60
Äskulap 10
Aëtios von Amida 14
Agricola, G. 21
Aischylos 7
Albarran, J. 57
Albers-Schönberg, H. E. 54, 57
Albert, E. 43
Albertus Magnus 18
Albinus, B. S. 31
Alderotti, T. 19
Aldrich, Th. B. 57
d'Alembert 28
Alexander d. Gr. 2, 9
Alexander (aus Tralles) 14, 17
Alexander, W. 51
*Alexandria* 9f., 15
Ali Abbas 16
Alkindus 16
Alkmaion 7f.
Anaxagoras 6
Anaximander 6
Anaximenes 6
Andral, G. 36
Andry, N. 28
Anthimus 17
*Antiochien* 15
Antiochus von Syrien 10
Antonius Pius 12
Antyllos 11
Apuleius 17
Aranzio, G. C. 21
Archagathos 10
Archigenes 11
Archimedes 9
Aretaios 11
Aristarch 9
Aristoteles 8f., 16, 18, 36
Arnald von Villanova 19
Arneth, J. 57
Arrhenius, S. 46
d'Arsonval, J. A. 50

Aschheim, S. 67
Aschoff, L. 55
Aselli, G. 24
Asklepiades 10
*Athen* 7
Athenaios 11
Atkins, J. 28
Attalos von Pergamon 10
Auenbrugger, L. 32
Auer von Welsbach 45
Augustus, C. O. (Kaiser) 10
Auspitz, H. 49
Avenzoar 16
Averroës 16
Avicenna 15f., 18
Axenfeld, Th. 52

Babinski, J. 49, 54
*Babylon* 1, 3
Bach, H. 58
Bach, J. S. 27
Bacon, Fr. 23
v. Baer, K. E. 31
v. Baerensprung, F. W. F. 38, 44
*Bagdad* 15f.
Baglivi, G. 25
Baillie, M. 32
Bain, Chr. 22
Bang, B. L. F. 48
Banti, G. 49
Banting, F. G. 65
Bárány, R. 55
Barlow, Th. 43
Barthez, A. Ch. E. 38
Bartholin, Th. 24
Bartisch, G. 23
Bartolomeo da Varignana 20
*Basel* 21f., 44
Basilius 14
*Basra* 15
Bassi, A. 37
Bassini, E. 51
Bauer, L. 59
Bauhin, C. 21
Baumann, E. 46
Baumgarten, P. 47
Baur, E. 55, 63
Bayle, G. 31
Bayliss, W. M. 55.
Bazin, P. A. E. 40

Beard, G. M. 48
Beatty, R. 44.
Beaulieu, J. 25
Bechterev(w), V. M. 49
Becquerel, H. 46
Beddoes, Th. 33
van Beethoven, L. 29
Behring, E. 50
Bell, Ch. 31
Bell, B. 33
Bellini, L. 24f.
van Beneden, E. 46
Benedetti da Legnano 20
Beneke, F. W. 47
Benivieni, A. 19
Berengario da Carpi 20
Berger, H. 64
v. Bergmann, E. 43, 51
v. Bergmann, G. 59
*Berlin* 26, 29, 37, 47, 50, 53
Bernard, Cl. 36, 40f.
Bernhard, O. 57
Bernhard von Gordon 18
Bernheim, F. 65
Berthold, A. A. 41
Berthold, E. 52
Besnier 59
Bessau, G. 66
Best, Ch. H. 65
Bichat, F. X. 31f., 37
Biedert, Ph. 50
Bier, A. 51, 57
Biermer, A. 43
Bignami, A. 48
Bilharz, Th. 37
Billings, F. 61
Billroth, Th. 43, 51
Bini, L. 67
Birch-Hirschfeld, F. V. 47
Bischoff, J. J. 44
Blalock, A. 66
Blandin, P. F. 36
Bleuler, E. 60
Blum, L. 56
Blumenbach, J. Fr. 27, 30
Blundell, J. 33
Blunt, Th. P. 43
Boas, I. 57
de le Boë, Fr. 24f.
Boeck 59
Böhler, L. 66

Böker, H. 63
Boerhaave, H. 27f., 31
Bohr, N. 54
du Bois-Reymond, E. 36
Boll, F. 41
*Bologna* 19, 22
Bonardi, P. 52
Bonet, Th. 24f.
Bonifatius 17
Bonnet, Ch. 28
Bonnot de Condillac 28
Bonomo, G. C. 25
Bordet, J. 56
Bordeu, Th. 30
Borelli, G. A. 23—25
Borgognoni, U. 19
v. Borries, B. 63
*Boston* 39
Botallo, L. 21
Bouchard, Ch. J. 49
Boveri, Th. 47
Boyle, R. 23f.
Branca 20
Brand, H. 24
Braid, J. 36
Braun, H. 58
Braus, H. 63
Brehmer, H. 38
Breiger, G. 58
*Brescia* 23
Bretonneau, P. 32
Breuer, J. 52
Breus, K. 52
Bright, R. 31
Brissot, P. 22
Broca, P. 41
Broussais, F. J. V. 32
Brown, J. 30
Brown, R. 35
Brown-Séquard, Ch. E. 36, 46
Bruce, D. 48
Brücke, E. 36
*Brüssel* 52
Brunschwig, H. 22
Bruns, V. 44
Buchheim, R. 38
Buchner, H. 48
Buchner, J. A. 35
Bucky, G. 54
Büchner, L. 35
Bumm, E. 60
v. Bunge, G. 46
Bunsen, R. 40
Burkholder, P. R. 65
Burnham, W. 39
Burrows, M. T. 56
Butenandt, A. 63

Caelius Aurelianus 11
Cäsar, G. J. 10, 12f.
*Caesarea* 14
Cagniard de la Tour, Ch. 37
Calderini, G. 52
Calmette, A. 57

Camerer, J. F. W. 50
Camper, P. 31
Canano, G. 21
Caraka 4
Caro, H. 41
Carrel, A. 54, 59
Cassiodor 17
Cassirer, R. 59
Castellanos, A. 64
Cato, M. P. 10
Cavendish, H. 29
Caventou, B. 33
Celli, A. 49
Celsius 26
Celsus, Corn. 11
Cerletti, U. 67
Chaillou, A. 56
Chain, E. 65
Chamberlen 28
Charcot, J. M. 52
*Chartres* 17
Chiarugi, V. 34
Chladni, E. 29
Chopart, F. 33
Chrysippos 8
Clarke, J. A. L. 36
Claudius (Kaiser) 11
Claypon 55
Clementinus, Cl. 22
Coccius, E. A. 39
Cohn, F. J. 42
Cohnheim, J. 42, 45
Coiter, V. 22
Cole, W. H. 64
Colombo, R. 23
Comte, A. 35
Conolly, J. 39
Coolidge, W. D. 54
Cooper, A. 33
Conradi, H. 61
Copernicus, N. 21
*Cordoba* 16
Correns, K. E. 54f.
Corti, A. 36
Courtois, B. 33
Cowper, W. 24
Crafoord, C. 66
Credé, K. 39, 51
*Cremona* 20
Cromwell 23
Crusell, G. S. 39
Cruveilhier, L. J. B. 31
Cullen, W. 29f.
Curie, I. 63
Curie, M. 46
Curie, P. 46
Curschmann, H. 43, 59
Curtius, F. 64
Curzio, C. 28
Cushing, H. 59
Cutler, E. C. 66
Cuvier, G. 36
Czermak, J. 39, 44
Czerny, A. 60
Czerny, V. 44

Dalton, J. 29, 34
*Damaskus* 15
Dandy, W. 64
Darier, J. 52
Darwin, Ch. 35, 41, 46f.
Davaine, C. J. 42
Daviel, J. 34
Davis 55
Davy, H. 33, 39
Deidier, A. 25
Dekkers, Fr. 25
Demokrit 7
Denis, J. B. 25
Desault, P. 33
Descartes, R. 23
Diderot 28
Dieffenbach, J. F. 33
Diogenes von Apollonia 7
Diokles 8
Dionis, P. E. 25
Dioskurides 11
Divini 23
Döderlein, A. 51, 60, 67
Doerr, M. 58
Dohrn, M. 58
Domagk, G. 65
Donders, F. C. 39, 45
Donovan, Ch. 55
*Dorpat* 38
Douglas, J. 28
Downes, A. 43 ·
le Dran, H. 28
Drebbel 23
Dreser, H. 50
Dressel, O. 65
Driesch, H. 46, 63
v. Drigalski, K. W. 61
Dschibrā'il ibn Bakhtischu' 16
Dubois, E. 47
Dubois, P. Ch. 60
Duchenne, G. 38
Ducrey, A. 52
Dührssen, A. 52
*Düsseldorf* 23
Duggar, B. M. 65
Dukes, C. 60
Dunant, H. 40
Dupuytren, G. 33
Dwyer, J. O. 50

Eberth, C. J. 47
Economo, K. 59, 61
Edebohls, G. M. 59
*Edessa* 15
Edison, Th. A. 41
Ehrenberg, Ch. 37
Ehrlich, P. 46, 48f.
Eichholtz, F. 66
Eichhorn, M. 57
Eijkman, Ch. 49
Einhorn, A. 58
Einstein, A. 54
Einthoven, W. 55
v. Eiselsberg, A. 46
Eller, J. Th. 32

Elliot, R. H. 61
Elsholtz, J. S. 25
Empedokles 7f.
Engels, F. 35
Epikur 9, 23
Eppinger, H. 59
Erasistratos 9
Erb, W. 43
Erxleben, D. Chr. 34
Esbach, G. H. 43
Escherich, Th. 48, 50
Esmarch, F. 43
Euklid 9
Euripides 7
Eustachi, B. 21, 24
Eysell, A. 45

Fabricius von Hilden 25
Fabricio ab Aquapendente, G. 21
Fahr, Th. 59
Fahrenheit 26
Falcucci, N. 19
Falloppio, G. 21
Fallot 66
Faraday, M. 35
Fauchard, P. 28
Fechner, G. Th. 40
Feer, E. 66
v. Fehling, Herm. (Chemiker) 38
Fehling, Herm. (Gynäkologe) 51
Fernel, J. 22
Ferrara 19
Feuerbach, L. 35
Fibiger, J. 56
Filatov(w), N. F. 60
Finlay, C. J. 48
Finsen, N. R. 52
Fischer, Emil 46, 58
Fischer, Eugen 55, 63
Fischer-Wasels, B. 56
Fleming, A. 65
Flemming, W. 46
Florenz 19, 23
Florey, H. 65
Flourens, M. J. P. 31, 39
Flügge, K. 48
Foës, A. 21
van Foreest, P. 22
Forlanini, C. 50
Forssell, G. 57
Forssmann, W. 64
Fothergill, J. 32
Fracastoro, G. 22
Fraenkel, Alb. (1848—1916) 48
Fraenkel, Alb. (1864—1938) 58
Fraenkel, E. 48
Franco, P. 22
Frank, E. 59
Frank, F. 60
Frank, J. P. 32, 34

Franqué, O. 58
Freiburg i. Br. 22
Freud, S. 52
Freund, H. W. 67
Freund, L. 52
Freund, W. A. 44
Friedrich, N. 43
Friedrich d. Gr. 29
Friedrich II. (Kaiser) 18f.
Friedrich Wilhelm I. 26
Friedrich, P. L. 51, 59
Fritsch, G. Th. 41
Fritze, J. F. 32
Fröhlich, A. 56
Frosch, P. 48
Fuchs, E. 52
Fuchs, L. 21
Fürbringer, P. 51
Fuhlrott, J. C. 36
Fulda 17
Funk, C. 55
Fåhraeus, R. 55

Gabriel Bachtischua 16
Gaisböck, F. 58
Gaffky, G. 48
Galen 11—13, 16—18, 21f., 24
Galilei, G. 23
Galton, F. 41, 53, 63
Galvani, L. 29
Garcia, M. 38
Gariopontus 17
Gassend, P. 23
Gaskell, W. H. 55
Gaub, D. H. 27f.
Gauss, C. J. 58, 60, 66
Gavarret, J. 36
Gegenbaur, K. 41
Gentile da Foligno 19
Gentsch, F. J. 57
Geoffroy St. Hilaire, E. 36
Gerhardt, K. 38
Gerhard von Cremona 18
Gerlach, J. 36
Gersdorff, Hanns von 22
Gesner, K. 21
Gilbert, W. 23, 26
Glaukias 9
Gley, E. 47
Glisson, F. 24f.
v. Gluck, Ch. W. 29
Gluck, Th. 51
Gocht, H. 49
Görres, J. 29
Goethe 29
Göttingen 27f., 31, 35
Goetze, O. 57
Goldblatt, H. 64
Golgi, C. 46
Gondisapur 15
Gonin, J. 67
Goodsir, J. 36
Gotha 53

Gottlieb, D. 65
Gottstein, A. 47
Gowers, R. W. 49
de Graaf, R. 24
v. Graefe, A. 39f., 43, 45
v. Graefe, K. F. 33
Graham, E. A. 64, 66
Graham, Th. 36
Gram, H. C. J. 48
Granada 16
Grancher, J. J. 60
Grassi, G. B. 48
Grawitz, P. 47
Grew, N. 23
Griesinger, W. 37, 44
Griffith, H. R. 66
Gross, R. E. 66
Grossich, A. 59
Grotjahn, A. 61
Gruber, M. 49, 61
Guarinonius, H. 23
Günzburg, A. 49
von Guericke, O. 23
Guillemeau, J. 22
Gull, W. W. 43
Gullstrand, A. 52, 61
Gussenbauer, C. 43,51
Guthry, S. 35
Gutzmann, H. 61
Guy de Chauliac 20

Haeckel, E. 40f.
de Haen, A. 32
Händel, G. F. 27
Hagenbut, J. 21
Hahn, O. 54, 63
Hahn, S. 33
Hahnemann, S. 9, 32f.
Hall, M. 31
Halle 26f., 34
v. Haller, A. 26, 28—30
Halpern, B. W. 65
Halsted, W. St. 51
Ham, J. 24
Hamburg 61
Hanau, A. 47
Hancock, H. 39
Hannover, A. 35
Hansen, A. 47
Harington, Ch. R. 63
Harrison, R. G. 55
Hartmann, H. 53
Harun al Raschid 15f.
Harvey, W. 23f.
Hata, S. 58
Haudek, M. 57
Hauptmann, A. 25
Haydn, J. 29
Hayem, G. 49
Head, H. 47
Heberden, W. 32
Hebra, F. 40, 44
Hegar, A. 44
Hegel, G. F. W. 35
Heidelberg 19, 34

Heidenhain, M. 55
Heidenhain, R. 46
Heim, K. 64
Heinrich I. (Kaiser) 17
Heinrich von Pfalzpeint 20
Heister, L. 28
Heller, J. F. 38
Helmholtz, H. 36, 39, 41
van Helmont, J. B. 25
Hemmeter, J. 57
Hench, Ph. S. 65f.
Henderson, V. E. 66
Henle, J. 36—38
Henning, N. 64
Henri de Mondeville 20
Hensen, V. 41
Heraklios I. (Kaiser) 15
Heraklit 6
Herophilos 9
Herrenknecht, W. 58
Hertwig, O. 41, 46
Hertwig, R. 46f.
Hertz, H. 46
Hess, A. F. 65
Hess, L. 59
Heubner, O. 48, 50
van Heurne, J. 22
Hewson, W. 28
Hickman, H. H. 33
Highmore, N. 24
Hildegard von Bingen 18
Hinsberg, O. 50
Hinselmann, H. 67
Hippokrates, hippokratisch,
Hippokratismus 5, 7f., 12,
   16—19, 22, 24f., 27, 68
Hirsch, M. 67
Hirschberg, J. 52
Hirschsprung, H. 49
His, W. d. Ält. 41
His, W. d. Jüng. 55
Hitschmann, F. 60
Hittorf, J. W. 35, 41
Hitzig, E. 41
Hodgkin, Th. 31
Höber, R. 55
Hörlein, H. 58
van't Hoff, H. 46
Hoffmann, E. 56
Hoffmann, Fr. 26, 29, 32
v. Hofmann, A. W. 40
Hofmann, Felix 50
Hofmann, Friedr. 40
Holmes, O. W. 37
Holmgren, F. 45
v. Holst, J. 44
Holzknecht, G. 54
Homberg, W. 25
Homer 6
Hooke, R. 23
Hoppe-Seyler, F. 41
Horn, E. 32, 34
Horsley, V. 51
Howell, W. H. 65
Hrabanus Maurus 17

Hübener, E. A. 56
Hueppe, F. 47
Hufeland, Ch. W. 30, 32
Huldschinsky, K. 60
v. Humboldt, A. 30
Hunain ibn Ishaq 16
Hunter, J. 31—33
Hunter, W. 31
Huntington, G. 43
Huschke, E. 36
Hutterer, Ch. P. 65
Huxley, Th. 41
Huygens, Chr. 23
Hyrtl, J. 36

Ibn Abi Usaibia 16
Ibn al Baitar 16
Ibn an Nafis 15f., 23
Ibn Chaldun 16
Ido, Y. 56
Inada, R. 56
Isaak Judaeus 16
Ichikawa, K. 56
Isidor von Sevilla 17

Jackson, J. H. 44
Jackson, Ch. 39
Jacobaeus, H. Ch. 57f.
Jaksch von Wartenhorst, R.
   49
Janssen 23
Javal, A. 58
Jelinek, E. 52
Jena 23
Jenner, E. 34
Jensen, C. O. 56
Jimen Tenno 5
Joannes Aktuarios 15
Johannes Afflatius 18
Johannes Mesuë d. Ält. 16
Johannitius 16
Johannsen, W. L. 55
Johnson, G. E. 66
Joliot, F. 63
Jorpes, E. 65
Joseph II. (Kaiser) 29
Juhanna ibn Masawaih 16
Julianos Apostata 14
Jung, C. G. 60f.
Justinian (Kaiser) 15

Kairo 16
Kant, I. 27, 29
Kaposi, M. 44
Karl d. Gr. 17
Kassel 42
Kast, A. 46
Kaulich, J. 38
Kauschke, G. A. 63
Kehrer, F. A. 51
Kekulé von Stradonitz, A. 40
Kellog, J. H. 50
Keller, A. 60
Kelling, G. 57
Kelly, H. A. 49

Kendall, E. C. 55, 65
Kepler, J. 23
Kessel, J. 52
de Kergaradec, J. A. L. J. 33
Keysser, F. 66
Kielmeyer, C. F. 27, 30
Kienböck, R. 54
Kikuth, W. 65
Killian, G. 52
Kimball, G. 39
Kirch, R. 58
Kircher, A. 24
Kirchhoff, G. R. 40
Kirschner, M. 66
Kirstein, R. 52
Kitasato, Sh. 48, 50
Kjelland, Chr. 60
Klebs, E. 42, 47
Klein, G. 60
Kleopatra 10
Kneipp, S. 49
Knidos 7f.
Knoll, M. 63
Knorr, L. 50
Koch, R. 42, 47f., 50
Kocher, Th. 46
Köhler, A. 58
Königsberg 29
Kölliker, A. 36
Körte, W. 51, 59
Kolbe, H. 40
Kolisko, A. 52
Koller, C. 51
Konstantin (Kaiser) 14
Konstantin von Afrika 18
Konstantinopel 14f.
Korea 5
Korff, B. 57
Kortrijk 28
Kos 7
Kothe, R. 65
Kraepelin, E. 52, 60
Krafft-Ebing, R. 52
Kraske, P. 51
Krateuas 9
Kramer, W. 40
Kraus, Fr. 64
Kraus, R. 48, 58
Krause, F. 51
Krause, W. 41
Krehl, L. 47
Kretschmer, E. 61
Kroemer, P. 60
Kroenlein, R. U. 51
Kroenig, B. 58, 60
Krogh, A. 55
Krohn, A. 41
Krüger, G. 33
Küchenmeister, G. F. 53
Kühne, W. 41
Kümmel, H. 51
Kufa 15
Kuhn, F. 66
Kuhn, R. 63
Kussmaul, A. 43

Laennec, R. Th. H. 31f.
Läwen, A. 59
Lamarck, J. B. P. A. 36
Landau, L. 50
Landerer, A. 49
Landry, J. B. O. 43
Landsteiner, K. 54, 64
Lanfranchi 19
Lange, Chr. 25
Langenbeck, B. 39
Langenbuch, K. 51
Langermann, J. G. 34
Laplace, P. S. 29
Larrey, D. J. 33
Lasnier, R. 25
Laveran, Ch. L. 48
Lavoisier, A. L. 29
Leber, Th. 45
van Leeuwenhoek, A. 24
Lehmann, J. 65
Leibniz, G. W. 26, 29
*Leiden* 22, 24, 27f., 32
*Leipzig* 19
Leishman, W. B. 55
Lembert, A. 33
Lenz, F. 63
Leonardo da Vinci 21
Leoniceno, N. 21
Leriche, R. 66
Lessing 29
Leube, W. O. 43
Leuchs, E. F. 36
Leukipp 7
Levine, Ph. 66
Lexer, E. 59
Leydig, F. 36
Leyden, E. 43
Leysin 58
v. Lichtenberg, A. 57
Lieberkühn, N. 28
Liebig, J. 35
Liebreich, O. 43
Liek, E. 68
Lieutaud, J. 31
Linacre, Th. 21
Lindholm, J. N. K. 52
Ling, P. H. 34
Lingner, K. A. 61
v. Linné, C. 27
Lisfranc, J. 33
Lister, J. 43f.
Litzmann, K. K. Th. 39
Locke, J. 23
Loeb, L. 55, 64
Loeffler, F. 48
Löwi, O. 64
*London* 39
Long, C. W. 39
Lorentz, H. A. 46
Lorenz, A. 51
Lossen, W. 40
Lotze, R. H. 36
Louis, P. Ch. A. 36
Lower, R. 24f.
Lubarsch, O. 47

Lucas, G. H. W. 66
Luckhardt, A. B. 66
Ludwig, K. 36
Luschka, H. 36
Lysimachos von Thrazien 10

Mac Ewen, W. 43
Mackenrodt, A. 52
Mc. Alister Gregg, N. 66
Mc. Auliffe, L. 56
Mc. Clung, C. E. 55
Mc. Collum, E. V. 55
Mc. Dowell, E. 34
Magendie, F. 31
Magill, I. W. 66
Mahmud (Sultan) 16
Mai, F. A. 34
Maier, H. W. 60
Maimonides 16
Major, J. D. 25
Malpighi, M. 24
Manardi, G. 23
Maragliano, E. 48
Marc Aurel (Kaiser) 12
Marcellus Empiricus 17
Marchiafava, E. 49
Maria Theresia (Kaiserin) 29
Marie, P. 49
Mariotte 24
Martius, F. 47
Marx, K. 25
Maurer, G. 66
Mauriceau, F. 25
Maurus 18
Mayer, A. 60
Mayer, Rud. R. 65
Mayer, Rob. 35
Mayor, F. J. 33
Mazza, G. 58
Mečnikov (Metschnikoff), I.
  I. 47, 56
Meckel, J. F. d. Ält. 31
Meckel, J. F. d. Jüng. 36
Medicus, F. K. 29
Medin, O. 48
v. Meduna, L. 67
Meissner, G. 36
*Mekka* 15
Mendel, G. 41
Mendeleev (Mendelejew), D.
  J. 40
Ménière, P. 40, 44
Menon, H. 47
v. Mering, J. 58
Merkel, H. 47
Mery, J. 25
Mesmer, F. A. 30
La Mettrie 28
Meyer, H. 58
Meyer, H. W. 45
Meyer, L. 40
Meyer, W. 51
Meynert, Th. 44
Michaelis, G. A. 39
v. Mikulicz-Radecki, J. 49

Mill, J. St. 35
Minderer, R. 25
Minkowski, O. 46f., 49
Minot, G. R. 65
Mithridates von Pontus 10
Mitscherlich, E. 38
Mnesitheos 9
Moebius, P. J. 49
Möller, J. 43
Mohammed 15
Moleschott, J. 35
Mondella, L. 23
Mondino de Luzzi 20
Moniz, E. 64, 67
*Montpellier* 18, 27, 30
Moore, J. 38
Morange, A. 49
Morax, V. 52
Morgagni, G. B. 25f., 31, 37
Morgan, Th. H. 55
Morton, W. T. G. 39
Morvan, A. M. 49
Moser, P. 60
de la Motte, G. M. 25
Moynihan, B. G. A. 58
Mozart, W. A. 29
v. Müller, F. 69
Müller, Joh. 36f.
Müller, O. 59
Müller, P. 68
Münch, G. N. 42
Muller, J. P. 58
Murphy, W. P. 65
Mursinna, Ch. L. 32
Muscio 21

Naegele, F. K. 33
v. Naegeli, K. W. 41
Naegeli, O. 59
Nagata, T. 5
Nasse, O. J. F. 41
Naunyn, B. 42,46
*Neapel* 19
Neisser, A. 47
Nestorianer 15
Neuber, G. A. 50
Newton, I. 23
Nicoladoni, K. 51
Nicolaier, A. 48
Nicolle, Ch. J. H. 61
Niemann, A. 40
Nikandros 9
Nikolaos Myrepsos 15
Nikolaus von Cues 20
Nikomedes von Bithynien 10
*Ninive* 1f.
*Nisibis* 15
Nitze, M. 51
Nocht, B. 61
Noeggerath, E. 44
v. Noorden, C. J. 58f.
Nuck, A. 24
Nuhn, A. 36

Obermeier, O. 42
Oberst, M. 51

Odoaker 17
Örtel, M. J. 49
Oken, L. 29f.
Omar (Kalif) 15
Oré, C. 43
Oreibasios 14, 17
Orth, J. 47
Osgood, R. B. 59
Ostwald, W. 46
Otto d. Gr. 17
Otto, J. C. 32
Oudin, P. 58
Owen, R. 37
*Oxford* 19

*Padua* 19, 21, 23
Paessler, H. 55
Paget, J. 43
Palfijn, J. 28
Paltauf, A. 49
Pander, Chr. 31
Papanicolaou, G. N. 67
Paquelin, C. A. 43
Paracelsus 22, 25
Paré, A. 22
*Paris* 19
Parkinson, J. 32
Parmenides 6
Partsch, K. 61
Paschen, E. 56
Pasteur, L. 37, 42, 49
Paulos von Ägina 15f.
Pavlov (Pawlow), I. P. 54
Pecquet, J. 24
Pelletier, J. 33
Pereiras, R. 64
*Pergamon* 9, 12
Perikles 7
Perthes, G. 57
Peter, M. 49
Petit, J. L. 28
Petrarca 19
Petrus Musandinus 18
Pettenkofer, M. 41f., 45,
    47, 53
Petters, W. 38
Pfalzpeint, Heinrich von 20
Pfankuch, E. 41
Pfeufer, K. 38
Pflüger, E. 41
Pick, F. 49
Pinard, A. 51
Pinel, Ph. 34
Piria, R. 35
v. Pirquet, Cl. 56
Planck, M. 54
Platon 9
Platter, F. 21
Plinius d. Ält. 11
Ploetz, A. 53
Pollender, A. 37
Polybos 8
Porro, E. 44
Portal, P. 25
Portier, P. 56

Posselt, W. H. 31
Pott, P. 32f.
Pourfour du Petit, F. 28
*Prag* 19
Pravaz, Ch. 38
Praxagoras 8
Pregl, F. 54
Preyer, Th. W. 46
Priestley, J. 29, 33
Priessnitz, V. 33
Protagoras 7
Purkinje, J. E. 31, 35f.
Pythagoras 6

Quarré, F. 25
Quételet, L. A. J. 35
Quincke, H. 49f.

Rademacher, J. G. 33
Ramazzini, B. 25
Ramón y Cajal, S. 47
Ramsay, W. 54
Ranke, K. E. 57
Rankin, W. J. M. 40
Ranvier, L. 41
Rathke, M. H. 36
*Ravenna* 17
Razes 16
Read, G. D. 67
Réaumur 26
Recamier, J. C. A. 39
v. Recklinghausen, Fr. 42, 67
*Reggio* (Emilia) 20
Rehn, L. 51
*Reichenau* 17
Reil, J. Chr. 30, 34
Reimann, C. L. 31
Reiter, H. 57
Remak, R. 36, 38
Rembrandt 23
Reverdin, J. 43
Reybard, J. F. 43
Richardson, B. W. 43
Richet, Ch. 56
Richter, A. G. 33
Richter, H. E. F. 45
Ricord, Ph. 40
Rieder, H. 57
Rikli, A. 38
Rilliet, F. 38
Rindfleisch, G. E. 46
Ringer, S. 46
Ringseis, J. N. 30
Riolan, J. 24
Ritsert, E. 50
Ritter, J. W. 30
Ritter, J. 49
Riva-Rocci, S. 49
Rivinus, A. Q. 25
Robertson, D. A. 39
Rochester 66
Roederer, J. G. 28, 31
Roehl, W. 65
Roemheld, L. 57
Röntgen, W. C. 46

Rössle, R. 64
Roger Bacon 18
Roger Frugardi 18
Roger von Sizilien 18
v. Rokitansky, K. 37
Rolfinck, W. 25
Rollier, A. 58
*Rom* 10f., 22
Rosen, V. 58
Rosenbach, J. F. 48
Rosenbach, O. 47
Rosenow, Ch. 61
Roser, W. 38
Ross, R. 48
Rottenstein, J. B. 43
Rous, P. 56
Roux, E. 48
Roux, W. 46f.
Rowbotham, E. St. 66
Rubin, J. C. 67
Ruber, M. 46, 50, 55
Rufus 11
Runge, F. F. 33
Rush, B. 32
Ruska, E. 63
Ruska, H. 63
Rutherford, E. 54, 63
Ruysch, F. 24

Saemisch, E. Th. 45
Saenger, M. 51
Sahli, H. 49
Sakel, M. 67
*Salerno* 18
Salkowski, E. L. 43
Samson, J. A. 67
Sandström, I. V. 46
*Sankt Gallen* 17
Santorini, G. D. 28
Santorio, S. 23f.
Sauerbruch, F. 59
Sauter, J. 34
Sauvages de Lacroix, F. B. 27
Savery, S. 26
Savonarola, M. 19
Schade, K. W. 55
Schaudinn, F. 56
Schaumann, J. 59
Schauta, F. 60
Schede, M. 51
Scheele, C. W. 29
Scheiner 23
Schelling, F. W. 29
Schenck von Grafenberg, J.
    22
Schick, B. 56
Schiff, M. 46
Schiller 29
Schilling, V. 57
Schimmelbusch, K. 51
Schindler, R. 64
Schinzinger, A. 50
Schiötz, Hj. 61
Schlatter, C. 51, 59
Schleiden, M. J. 35

Schmidt, A. 57
Schmidt, K. F. 65
Schmidt, R. 58
Schmiedeberg, O. 42
Schneider. C. V. 25
Schneiderlin, E. 57
Schönlein, L. 27, 37f.
Scholz, C. R. 65
Schott, O. 46
Schottmüller, H. 56
Schreber, M. 38
Schroeder, K. 44
Schroeder, R. 60
Schroeder van der Kolk, J. 38
Schuh, F. 39
Schultz, W. 64
Schultze, B. S. 44
Schultze, M. 36, 41
Schwann, Th. 35—37
Schwartze, H. 45
Seidel, B. 22
Sellheim, H. 60
Selmi, B. 22
Semmelweis, I. Ph. 37, 39, 44
Senn, N. 57
Sennert, D. 25
Sertürner, F. W. A. 33
Serveto, M. 23
Shakespeare 23
Siedentopf, H. F. W. 54
Siemens, H. W 63
Sigault, J. R. 33
Simmonds, M. 57
Simon, G. 39, 43f.
Simpson, J. Y. 39
Sims, M. 39
Sizilien 7
Sjögren, T. 52
Skoda, J. 37
Soddy, F. 54
Sömmering, S. Th. 31
Sokrates 7, 9
Sophokles 7
Soranos 11, 17
Soubeiran, E. 35
v. Soxhlet, F. 50
Spallanzani, L. 30
Spemann, H. 63
van den Spieghel, A. 21
Spielmeyer, W. 61
Stahl, G. E. 27, 30, 32
Stanley, W. M. 63
Stark, K. W. 30
Starling, E. H. 55
Steinach, E. 47
Stellwag von Carion, K. 43
Stenbeck, T. 52
Stensen, N. 24
Sticker, G. 47, 49
Stieve, H. 63
Still, G. F. 50
Stockholm 34
Stoeckel, W. 60

Stoll, M. 32
Stolz, Fr. 50, 58
Storm van Leeuwen, W. 65
Strasburger, J. 57
Strassburg 22, 28
Strassmann, F. 63
Strauss, D. F. 35
Strauss, H. 57
Stroganov, V. V. 52
Stromayr, C. 23
Stromeyer, L. 39
Struppius, J. 23
Struthius, J. 22
Sudeck, P. 57
Sudhoff, K. 61
Suśruta 4
Svendsen, J. Chr. 52
Swammerdam, J. 24
van Swieten, G. 32
Sydenham, Th. 25, 27
Sylvester, E. 64

Tacitus 13
Tagliacozzi, G. 22
Tait, R. L. 44
Takamine, J. 57
Tarnier, St. 50
Tawara, S. 55
Taussig, H. 66
Tenon, J. R. 34
Terillon, O. R. S. 50
Tesla, N. 58
Thalos 6
Themison 10
Theoderich 17
Theophrast von Ephesos 8
Thessalos von Tralles 11
Thiersch, K. 43
Thomas von Aquin 18
Thomsen, J. 43
Thorner, W. 52
Thukydides 7
Tiedemann, F. 36
Tode, J. C. 32
Toledo 18
Torricelli, E. 23
Tortelli, G. 20
Torti, F. 28
Tours 17
Toynbee, J. 40
Traube, L. 38
Travers, B. 32
Trendelenburg, F. 51, 59, 66
Trommer, K. A. 38
Tschermak-Seysenegg, E. 54
Türck, L. 39,45
Tuffier, Th. 51, 59
Tulp, N. 24

v. Uexküll, J. 63
Uffelmann, J. 49
Uhlenhuth, P. 58
Ungar, E. 43
Urso 18

Vaghbata 4
v. la Valette St. George, A. 41
Valsalva, A. 28
Velasquez 23
Verchère, F. 58
v. Verschuer, O. 63
Vesal, A. 20f.
Vianeo di Maida 20
Vierordt, K. 38
Vieussens, R. 24, 28
Vieusseux, G. 32
Vinzenz von Beauvais 18
Virchow, R. 36f., 41f., 44, 47
Voelcker, F. 57
Vogt, C. 35
Vogt, W. 55
Voit, K. 41
Volhard, F. 57, 59, 64
Voltolini, F. 45
de Vries, H. 54

Wachsmuth, W. 43
Wagler, K. G. 31
Wagner, R. 35f.
Wagner-Jauregg, J. 61
Waksman, S. 65
Walafrid Strabo 17
Waldeyer, W. 46f.
Waller, A. D. 55
Warburg, O. 55, 64
Warren, J. C. 39
Wassermann, W. 56
Watson, A. 43
Watt, J. 29
Weber, A. 64
Weber, Ed. 36
Weber, Ernst H. 36
Weese, H. 66
Weichardt, W. 56
Weichselbaum, A. 48
Weigert, K. 42
Weil, A. 49
Weismann, A. 46
Weitz, W 63
Welch, W. H. 48
Welcker, H. 36
Wells, H. 39
Wells, Th. Sp. 39
Wenckebach, K. F. 59
Werlhof, P. G. 28
Wernicke, E. 47
Wernicke, K. 44
Werth, R. 50
Wertheim, E. 52
Wesel 21
Westphal, C. 43
Weyer, J. 23
Wharton, Th. 24
Wichmann, B. 64
Widal, F. 49, 57f.
Wiedersheim, R. 46
Wieland, H. 66
Wien 19

Wiener, A. 64, 66  
Wilde, W. R. W. 40  
Wilhelm von Saliceto 19  
Willis, Th. 24f.  
Wilson, F. N. 64  
Wilson, W. J. E. 44  
v. Winckel, F. 60  
Windaus, A. 55, 65  
Windischmann, K. J. H. 30  
Winther von Andernach, J. 21  
Wintrich, A. 38  
Withering, W. 33  
Witzel, O. 57  
Wölfler, A. 51  
Wöhler, Fr. 31  

Wolff, Chr. 26  
Wolff, Casp. Fr. 27, 30  
Wolter, F. 47  
Wortley-Montagu, M. 34  
Wright, A. E. 53  
Wrisberg, H. A. 31  
Würtz (Wirtz), F. 22  
*Würzburg* 37  
Wunderlich, K. 38  
Wundt, W. 46  

Xenophanes 6  

Yamagiwa, K. 56  
Yersin, A. J. E. 48  
Yperman, J. 20  
Young, Th. 34  

Zander, G. 43  
Zeiss, H. 64  
Zenker, F. A. 41  
v. Zeynek, R. 58  
Ziegler, E. 47  
Zinn, J. 28  
Zirm, E. 61  
Zoege von Manteuffel, W. 51  
Zola 40  
Zondek, B. 67  
Zsigmondy, R. 54  
*Zürich* 37  
Zweifel, P. 51  

Åkerlund, Å. O. 57

# Sachverzeichnis


Abdominaltyphus s. Typhus
Abführmittel 8, 10
Adenoide Vegetationen 45
Aderlaß 8, 10, 18, 22, 32
Adnexerkrankungen, gonorrhoische 44
Adrenalin 57f.
Ärzte s. Stand, ärztlicher
Ärzte-kammer 68
—-vereine 40
—-vereinsbund, Deutscher 45, 68
Ärztinnen 20, 34, 45, 53; s. auch Stand
Äther 39, 43, 57, 59; s. auch Narkose
Äthylen 66
Agranulozytose 64
Akromegalie 49
Akupunktur 5
Alchimie 19, 24
Alexine 48
Alkohol 14, 18, 30
Allergie 57, 65
Allopathie 12
Alveolarpyorrhoe 28
Amputation 22, 39
Amulett 2
Anaemia pseudoleucaemica 49
—, perniciosa 43, 65
—, splenica 49
Anaesthesie 50; s. auch Infiltrations-,
    Leitungs-, Lumbalanaesthesie
Anaesthesin 50
Analogie 9
Anamnese 2
Anaphylaxie 56
Anatomia animata 29
Anatomie 2, 5f., 7, 9, 11, 18—22, 24, 26f.,
    31, 36, 46, 54, 63
Androsteron 63
Aneurysma 11
Angina pectoris 32
Angio-graphie 64
—-kardiographie 64
—-neurosen 49
Anilin 40, 42
Animismus 1, 6, 27
Ankylostoma duodenale 37
Anophelesmücke 48
Anstaltsentbindung 60
Antergan 65
Anthropologie 31, 35, 54
Antiabrin 48
Antiallergische Kammern 65
Antibiotika 65

Antidotarien 17
Antihistaminika 65
Antikoagulantien 65
Antipyretika 43
Antipyrin 50
Antisepsis 43f., 50, 59
Antiricin 48
Antitoxin 48
Antrotomie 45
Aortenisthmusstenose 66
Aortographie 64
Aphasie 44
Apikolyse 51
Appendektomie 39
Appendizitis 39
Approbation 34, 40, 45, 48; s. auch Stand,
    ärztlicher
Arbeitsphysiologie 55
Arcana 22
Archeus 22
Archiater 10, 13
Arzneimittel s. Medikamente
Arzneimittellehre s. Pharmakologie
Arzt, s. Stand, ärztlicher
Asepsis 50f., 59
Asklepiaden, -eid 7f.
Asphyxie der Neugeborenen 44
Aspirin 50
Asthenie 30
Asthma 43, 65
Astigmatismus 34, 52
Astrologie 1f., 6, 12f., 19, 23
Ataxie, herditäre 43
Atebrin 65
Atmung 20, 29, 55
Atom, Atomismus, Atomtheorie 7, 10, 23, 29,
    35, 54, 63
Atom-bombe 63
—-spaltung 63
—-zeitalter 62
Atophan 58
Atonie 26, 29
Aufklärung 7, 26, 28, 34
Augenheilkunde 23, 25, 34, 39, 45, 52, 61,
    66f.; s. auch Staroperation
Augenspiegel 36, 39
Aureomycin 65
Auskultation 8, 37f.
Aussatz s. Lepra
Autonomes Nervensystem 55
Avertin, 66
Avitaminosen 43, 49

Azotämie 57
Azetonnachweis 38
Azetylen 66
Azetylsalizylsäure 50

Bader 20
Bakkalaureat 20
Bakterien, Bakteriologie 24, 37, 42, 45, 47,
    51, 55f., 61
Barbiere, Barbierchirurgen 20
Barock 20
Barometer 23
Bartholinsche Drüsen 20
Basedowsche Krankheit 43, 49, 51
Bazillendauerausscheider 61
Bechterewsche Krankheit 49
Beckenhochlagerung 51
Befruchtung 30, 41, 46
Bellsches Gesetz 31
Benzolring 40
Beriberi 49
Beschneidung 1
Beschwörung 1f.
Besessenheit 1
Berufskrankheiten 53; s. auch Gewerbe-
    krankheiten
Bilharziose 37
Bindehautfrühjahrskatarrh 45
Biogenetisches Grundgesetz 41
Biologie 25, 35, 41, 46, 53, 63
Blasenscheidenfistel 39
Blasensteinoperation 4, 9, 22
Blenorrhoe der Neugeborenen 51
Blinddarmentzündung 39
Blut, Blutbewegung 2, 4, 12, 20, 29, 33, 36,
    38, 41, 49, 59, 64; s. auch Blutkreis-
    lauf
Blut-bild 57
— -druckmessung 49
— -gruppen 54
— -kreislauf 16, 21, 23f.
— -leere, künstliche 43
— -senkung 55
— -spenderdienst 66
— -stillung 11, 22
— -transfusion 25, 33, 66
Boecksches Sarkoid 59
Bornholmer Krankheit 64
Borsäure 25
Botanik 11, 23, 27, 29
Brechmittel 8, 10
Brille 14, 19
Bronchialkarzinom 66
Bronchoskopie 52
Bronzehautkrankheit 31
Bruchbehandlung 1
Brustwandableitung (Ekg) 64
Buchdruckerkunst 19
Bulbärparalyse 43

Cardiazol 65, 67
Charité (Berlin) 32
Chemie 15, 27, 29, 35f., 40, 46, 53f., 61, 63f.
Chemotherapie 65
Chinarinde 25, 28, 32

Chinin 33
Chirurgie 1f., 4—6, 8, 11, 13—16, 18, 20, 22,
    25, 28, 33, 38f., 43, 50f., 57, 59, 66
Chirurgenschulen 20
Chloräthyl 43, 58; s. auch Narkose
Chloralhydrat 43
Chloramphenicol 65
Chloroform 35, 39, 59
Chlorose, tropische 37
Choledochotomie 51
Cholelithiasis 51
Cholera 5, 42, 48
Cholezystektomie 51
Cholezystographie 64
Chorea 25, 43
Chromocystoskopie 57
Chromosomen 46f., 55
Chylus 12
Chylusgefäße 24
Clairvoyance 30
Coelomtheorie 46
Collège de St. Côme 20
Colonkarzinon 43
Colonresektion 43
Consilia 19
Cortison 65
Couveusen 50
Curare 66
Curettage 39
Cushingssche Krankheit 59
Cyclopropan 66

Dämonen 3f.
Daktyloskopie 53
Daumenplastik 33
Dammriß 33, 39
Dampfmaschine 35
Darmnaht 33
Dariersche Krankheit 52
Darwinismus 40
Dementia praecox 60; s. auch Schizophrenie
Dentisten 68
Dermatitis diabetica 44
— exfoliativa 44
Dermatologie 40, 44, 49, 52, 65
Diabetes mellitus 25, 32, 38, 47
— insipidus 32
Diät, Diätetik 10, 12, 16f., 27
Diagnose, Diagnostik 26, 38, 42, 49, 64, 67
Diathermie 58
Diazoreaktion 49
Dichlordiphenyltrichlormethylmethan
    (DDT) 68
Dicumarin 65
Digitalistherapie 33, 38
Diphtherie 32, 47f.
Diphtherieserum 50
Distomum haematobium 37
Doctor med. 20, 23, 34, 45
— med. dent. 68
Dosismessung in der Radiologie 54
Drosselungshochdruck 64
Ductus thoracicus 24
Duodenal-geschwür 58
— -sonde 57

Dynamisches Denken 4, 29f.; s. auch funktionelles Denken
Dysenterie 5, 58
Dystonie, vegetative 64
Dystrophia adiposogenitalis 56

Ei 35, 41; s. auch Säugetierei
Eierstockkrebs 58
Eiweißbestimmung 38, 43
Eiweißchemie 54
Eisenbahn 35
Eklampsie 52, 60
Eklektizismus 11
Elektrizität 29, 33, 36, 41
Elektro-chirurgie 39, 66
—-enzephalographie 64
—-kardiogramm 55, 64
—-lyse 35, 46
—-magnetismus 35, 46
Elektronen-mikroskop 63
—-theorie 46, 54
Elektro-schockbehandlung 67
—-therapie 33, 38, 50
Elektrotonus 41
Elemente 5, 7f., 40, 54
Emanation 1
Embolektomie 59, 66
Embolie 37, 59, 66
Embryologie 24, 31, 46
Embryopathia rubeolosa 66
Empirie, empirisch, empirische Schule 1f., 4, 7, 9f., 13, 27, 32f., 38, 62
Empyem 8
Endarteriitis syphilitica 48
Endokarditis 32
Endokrinologie s. Sekretion, innere
Endometriose 67
Endoskopie 49
Energetik 46
Energie, Formen der 40
—, Gesetz von der Erhaltung der 35
Energieverbrauch 55
Englischer Schweiß 21
Entartungsreaktion 43
Entwicklungslehre 9, 30, 36, 41
Entwicklungsmechanik 41, 46
Entzündung 26, 32, 42, 64
Enzyklopädien 17
Eosin 41
Epidemien, Epidemiologie 8, 14, 20, 25, 34, 42, 47—49, 61, 67
Epigenesis 27, 30
Epilepsie 44
Epithelkörperchen 46f.
Erblehre 36, 60, 63
Erfahrungsheillehre 33; s. auch Empirie
Ergosterin 65
Ernährungsstörungen des Säuglings 60
Erythema infectiosum 49
Erythroblastose, fetale 66
Erythrozyten 24
Ethik, ärztl. 8, 12f., 14, 22; s. auch Stand, ärztlicher
Eugenik 9, 41
Evipan 66

Evolution 30
Exartikulation des Humerus 28
Experimentalforschung 12, 23, 25f., 30f., 38, 42, 45—47, 49, 53, 55, 63f.
Exsudative Diathese 60

Facharztordnung 68
Fakultäten, medizinische 19; s. auch Unterricht
Farbenblindheit 34, 45
Faser 26
Favuspilz 37
Feersche Krankheit 66
Fermente 54
Feuerbestattung 53
Fibrom 44
Fieber 8, 13, 16
Flecktyphus 21, 61, 67
Fokalinfektion s. Herdinfektion
Follikelhormon 63
Formaldehyd 40
Fossa Sylvii 24
Frakturbehandlung 13
Framboesie 56
Frauenkunde 60, 67
Fremdkörpertheorie 1
Fruchtabtreibung 13
Funktionelles Denken 29, 53, 58f.; s. auch dynamisches Denken

Gärung 37
Galvanismus 30
Galvanokaustik 39, 45, 58
Ganzheitsbetrachtung 30, 58, 62
Gas-brand 48
—-glühlicht 45
Gasträatheorie 41
Gastrektomie 51
Gastroenterostomie 51
Gastroskopie 49, 64
Gebührenordnung 2
Geburtshilfe 1, 6, 11, 15, 22, 25, 28, 33, 39, 44, 51f., 59f., 67
Geburtsmechanismus 39, 60
Geburtsschmerz 67
Gefäß-naht 51, 59
—-system 29
—-unterbindung 22
Gehirn 7, 9, 12, 21, 24, 28, 31, 41, 43f., 49, 54, 59, 61, 64
Gehirn-chirurgie 51, 59
—-nerven 51, 59
Gelbfieber 48
Gemeindeärzte 13
Gen 55
Genetik s. Erblehre
Genfer Konvention 40
Genickstarre, epidemische 48, 50
Genotypus 55
Gerichtliche Medizin 5, 20, 53
Germanin 65
Geschichte der Medizin 8, 16, 20, 61f.
Geschlechts-bestimmung 54
—-krankheiten 20, 32, 52
Geschwulstforschung 42, 55, 64

Gesundheits-amt, Kaiserliches 45
—-fürsorge 3, 53
—-polizei 3
—-regimina 11
—-statistik 5; s. auch Statistik
—-wesen, öffentliches 20, 67; s. auch Hygiene
Gewebe, Gewebelehre 9, 31; s. auch
   Histologie
Gewebekulturen 47, 55, 64
Gewerbe-hygiene 53
—-krankheiten 22, 25
Gicht 13, 25
Gifte 1, 22, 47f.; s. auch Toxologie
Glaukom 39, 61
Glüheisen 11, 22
Glykogen 36, 41
Gonococcus 47
Gonorrhoe 32, 40, 44, 47
Gramfärbung 48
Gravidität 66
Grundumsatz 55
Gymnastik 34, 38, 58
Gynäkologie 11, 20, 34, 39, 44, 51f., 58—60,
   67

Hämatische Physiologie 2
Hämatologie 38
Hämoglobinbestimmung 49
Hämogramm 57
Hämolyse 48
Hämophilie 32
Händedesinfektion 51, 59
Haftpflicht, ärztliche 2
Harn-stoff 31
—-untersuchung 16, 18, 20, 24f., 38, 43, 49
—-zylinder 38
Headsche Zonen 47
Hebammen 13, 17, 20
Hefepilz 37
Heil-götter 10
—-gymnastik s. Gymnastik
—-kräuter und -pflanzen 13, 17
—-quellen 13
—-sprüche 14
—- und Pflegeanstalten 34
Heliotherapie s. Lichttherapie
Helium 54
Heparin 65
Herdinfektion 32, 55, 61
Herniotomie 11; s. auch Leistenbruch und
   Schenkelbruch
Herpes zoster 44
Herz 29, 33, 36, 53, 59, 64
Herz-chirurgie 51, 66
—-katheterung 64
—-naht 51
—-schallregistrierung 64
—-töne, kindliche 33
Hexenglaube 19, 23
Hilfspersonal, ärztliches 3
Hirn-chirurgie s. Gehirn-chirurgie
—-hautentzündung 32
—-pathologie 60f.
Hirschsprungsche Krankheit 49
Histamin 55

Histologie 35f.
Höhensonne, künstliche 58, 60
Hofärzte 3, 5
Homöopathie 9, 32
Honorar, ärztliches 3
Hormone 55, 64f., 67
Hüftgelenksluxation 51
Hühnerspirochaetose 58
Humanismus 19, 21
Humoralbiologie und -pathologie s. Säfte-
   lehre
Hydrocephalus 50
Hydrotherapie 10, 33, 43, 49
Hygiene 3, 6, 8, 12, 14, 16, 20, 23, 34, 45, 53,
   61, 63, 67f.
Hygienemuseum 61
Hyperämie als Heilmittel 51, 57
Hypernephrom 47
Hypertonie 58f.
Hypnotismus 36, 46
Hysterie 52

Iatrochemie 20f., 23f., 25, 27
Iatrophysik 20f., 23f., 25, 27
Idealismus 35
Ikterus 66
Imperialismus 40
Immunität 47
Immunologie 55f.
Impfung s. Schutzimpfung
Individualismus 21
Individualität 53
Individualpsychologie 61
Induktion 23f., 26, 35
Infektion, Infektionskrankheiten 14, 20, 22,
   47f., 60, 65, 67
Infibulation 1
Infiltrationsanästhesie 58
Infusion 49
Infusionstierchen 24, 37
Inhalationsnarkose 39, 66
Injektion, intravenöse 25
—, subkutane 38
Innere Sekretion s. Sekretion, innere
Insektizide 67
Insulin 65
Insulinschock 67
Intravitalfärbung 46
Intubation 50, 66
Iridektomie 39
Irritabilität 29
Irritationspathologie 32
Isonicotinsäurehydrazid 65

Jod 33
Joddesinfektion 59

Kaiserschnitt 1, 20, 22, 44, 51
—, cervikaler 60
—, vaginaler 52
Kala-Azarfieber 55
Kaltwasserkuren s. Hydrotherapie
Kampf ums Dasein s. Darwinismus
Kapillarität 23
Kapillarkreislauf 24

Kapillarmikroskopie u. -pathologie 59
Karolingische Medizin 17
Karyokinese 46
Karzinom s. Krebs
Kastration 1, 50f.
Katarrh 25
Katarakt s. Star
Kathodenstrahlen 41, 46
Kehlkopf-exstirpation 43
—-spiegel 38f., 44
Keimplasma 46, 61
Keimblättertheorie 30
Keratoplastik 61
Kindbettfieber 37, 44
Kinderheilkunde 38, 50, 60, 66
Kinderskorbut 43
Klima s. Umwelt
Klinischer Unterricht 23
Klostermedizin 17f.
Knochennekrose, aseptische 59
Kochsalzinfusion 49
Kohlenoxydvergiftung 41
Kokain 6, 40, 51f.
Kolloidchemie 36, 54
Kolposkopie 67
Kommunismus 53
Kongresse, internationale 52, 60
Konjunktivitis, chron. 52
Konstitution 24, 34, 40, 47, 53f., 60—62, 64
Kopfgrind 37
Kosmische Einflüsse s. Umwelt
Krätze 25
Kranken-haus 5, 14, 17, 60, 68
—-kassen 53, 61
—-pflege 3
—-versicherung 53
Krankheits-dämon 1, 3
—-darstellung i. d. Kunst 6
—-disposition 12, 47
—-lehre 7f., 10; s. auch Pathologie
—-materie 7f.
—-prophylaxe s. Hygiene, Präventivmedizin
—-sphären 22
Krasenlehre 8, 37; s. auch Säftelehre
Krebs 47, 50—52, 60, 66
Kreislaufforschung 66
Kriegspathologie 57
Krisen, kritische Tage 2, 8
Kultische Medizin 13
Kurierfreiheit 45

Lachgas 33, 39
Lactoflavin 63
Laienärzte 3
Laienmedizin 11
Laparoskopie 57
Laryngologie 39, 44f., 52
Laryngoskopie 38, 52
Laryngotomie 11
Lebenskraft 29f., 32
Leberstoffwechsel 36
Lebertherapie 65
Leberzirrhose 49
Leibärzte 10
Leistenbruch 51

Leitungsanästhesie 51
Lepra 2, 47
Leukotomie 67
Leukozyten 24
Lichttherapie 38, 43, 52, 57f., 60
Lithothrypsie 9
Lobektomie 59
Lokalanästhesie 43, 51
Lokalisationsgedanke 41
Luftenzephalographie 64
Luftmyelographie 64
Lumbal-anästhesie 51
—-punktion 50
Luminal 58
Lungenembolie 59
Lungenheilstätten 38
Lupus 52
Lymphogranulomatose 31

Magen und Magenkrankheiten 43, 49, 57
Magen-resektion 51
—-sonde 43
Magie, magisch 13, 19
Magnetismus 26, 30
—, tierischer 30
Malaria 25, 28, 48f., 61, 65
Maltafieber 48
Mammaamputation bei Krebs 11
Manisch-depressives Irresein 60
Materialismus 28, 30, 35, 46
Masern 5, 16
Massage 5, 10
Mastdarmkrebs 51
Maul- und Klauenseuche 48
Mechanistisches Denken 21, 23—27, 40, 45
Mechanotherapie 43
Mediastinaltumor 28
Medikamente, medikamentöse Therapie 1—6,
    18f., 27, 33, 38, 50, 57f., 65, 67
Medizinal-gesetze 15
—-ordnung 19
—-praktikantenjahr 19, 62
Medizinalstatistik 61, s. auch Statistik
Medizinmann 1
Medizinschulen 5, 7
Megacolon 49
Melanosarkom 44
Mendelsche Regeln 54f.
Ménièresche Erkrankung 44
Meningitis epidemica 50
Menstruation 60
Mesmerismus 30
Mesothorium 54
Metaphysik 29f., 62
Methodiker 11f.
Methylenblau 41
Miasma 25
Mikaoperation 1
Mikroskop 23f., 35—37, 41, 54, 63
Mikrotom 36
Milchsterilisierung 50
Miliartuberkulose 45
Militärärzte 13f.
Milzbrand 37, 42
Mineralwässer 27

Mißgeburten 2
Missionarmedizin 5
Mitralstenose 28
Mittelalter 17—20
Mizellartheorie 41
Möller-Barlowsche Krankheit 43
Morphin 33, 57
Morphologie morphologisches Denken 40 bis
    42, 45f., 55
Moxibustion 5
Muskulatur 41
Mutation 54, 63
Myositis epidemica 64
Myotonia congenita 43
Myxödem 43

Nährböden, bakteriologische 42
Narkose 33, 38f., 43, 50, 57, 59, 66; s. auch
    Leitungsanästhesie, Infiltrationsanästhe-
    sie, Lumbalanästhesie
Narkoseapparat 58
Nationale Medizin 22
Naturheilkraft 8
Naturheilmethode 10
Naturhistorische Schule 30
Naturphilosophie 6f., 26, 29f., 38
Naturwissenschaft 7, 21, 24f., 27, 30, 34f., 62
Neandertalschädel 36
Neodarwinisten 46
Neohippokratismus 62
Neolamarckisten 46
Neovitalismus 27, 46, 63
Nephrose 58
Nephritis 58
Nerven, Nervensystem 41, 46f., 55, 61, 64
Nervenäther 26
Netzhautablösung 39, 67
Neugeborenenpflege 50
Neukantianismus 40
Neurasthenie 48
Neurochirurgie 51
Neurologie 11, 43f., 49
Neuromantik 53
Neuropathologie 29
Neurosen 22
Niederlassungsfreiheit 40
Nierenentkapselung 59
Nierenexstirpation 43
Nierenkrankheiten 31, 57f.; s. auch Urologie
Nihilismus, therapeutischer 38
Nikotin 31
No-restraint-System 39
Novocain 58

Obduktion menschlicher Leichen 21, 25, 31
Oesophagoskopie 49
Oesophagusresektion 43
Oestron 63
Ohrenheilkunde s. Otologie
Okkultismus 19
Omenlehre 1
Ontologie 27
Operationshandschuhe 51
Opfertierschau 2, 10
Ophthalmie 45, 52

Ophthalmologie s. Augenheilkunde
Ophthalmometer 39
Ophthalmoskop 39, 52, 61
Opium 30, 33
Organisatoreffekt 63
Organtherapie 50
Orthopädie 28, 39, 43, 59
Osmose 46
Osteitis deformans (Paget) 43
Osteomalazie 51
Osteotomie 39, 43
Otologie 40, 44f., 52, 54f.
Otoskopie 40
Ovariotomie 34, 39

Palpation 2
Pankreas 55
Pankreaschirurgie 51
Papageienkrankheit 49
Paraaminosalizylsäure 65
Paralysis agitans 32
Parasitismus 30
Paratyphus 65
Parthenogenese 47
Patellarreflex 43
Pathergie 64
Pathologia animata 25
Pathologie 7f., 9—12, 16, 21, 26, 28, 31,
    36f., 41f., 47, 55—57, 61—64
Peliosis rheumatica 38
Pendelbestrahlung 58
Penicillin 65
Pepsin, Magen- 36
Perkussion 8, 32, 37f., 43
Pest 7, 15, 25, 47f.
Phaenotypus 55
Phagozytose 47
Pharmakologie 8f., 11f., 15, 18, 22, 25f.,
    33, 38, 42, 50, 63—66
Phenacetin 50
Phenolnachweis im Harn 43
Philologische Mediziner 21
Philosophie 6, 8—11, 16, 18f., 23, 26f., 29,
    35, 40
Phlogiston 27
Phonograph 41
Phonokardiographie 64
Phosphordarstellung 24
Physik 15, 30, 40, 46, 53f., 61, 63
Physikalisch-diätetische Therapie 10
Physikalisches Denken 7, 10; s. auch
    Physik
Physikum 45
Physiologie 2, 9, 12, 23f., 26, 28—31, 36,
    41, 46f., 54f., 64
—, pathologische 41, 47
Physiologische Medizin 38
Physiologisches Denken s. Physiologie
Physis 8
Picksche Krankheit 49
Pithecanthropus erectus 47
Placenta, Expression der 39
Plasmochin 65
Plastische Chirurgie 20, 22, 33, 43
Pneuma 6, 8, 11f., 24, 26

Pneumatiker 11
Pneumonie 48
Pneumoperitoneum 57
Pneumothorax 28
Pneumothoraxtherapie 50
Pocken 5, 16, 34, 52
Pockenschutzimpfung 34
Point vital 31
Polarisationsapparat 38
Polarisationsmikroskop 36
Poliomyelitis acuta 48
Polycythämie 58
Polyneuritis, enterogene 59
Polyurie, künstliche 57
Positivismus 35
Präventivmedizin 62
Präzipitine 48
Praktisches Jahr 19
Priesterärzte 1f., 4, 7, 13, 17
Primärqualitäten 7
Primitive Medizin 1
Progesteron 63
Prognose, Prognostik 2, 5f., 8, 25
Prolapsoperation 44
Promotion 20, 68
Prontosil 65
Prophylaxe 8, 26, 51, 60; s. auch Hygiene
   und Präventivmedizin
Proteinkörpertherapie 58
Protoplasma 35, 37, 41
Prüfung 18, 20, 53, 62; s. auch Stand,
   ärztlicher
Psittakose 49
Psychiatrie 27, 34, 39, 44, 52f., 60f., 67
Psychoanalyse 52, 61
Psychochirurgie 67
Psychologie 46, 52
Psychopathie 52
Psychophysik 40
Psychosomatik 62, 67
Psychosen 44
Psychotherapie 60f.
Ptomaine 41
Pubotomie 52
Puerperalfieber 51
Puls 5, 8f., 11, 15, 18, 20, 22
Pupillenstarre 39
Purpura haemorrhagica 28
Pyelographie 57
Pyramidon 50

Qualität, Lehre von den Qualitäten 7f., 11f.
Quantentheorie 54
Quarantäne 20
Quartanafieber 49
Quinckesches Ödem 49

Rachitis 25, 60, 65
Radioaktivität 46, 63
Radium 46, 54
Radiumhem 58
Radiumtherapie 58, 67
Rassenhygiene 53, 61
Rationalismus 30, 34
Rationelle Heilkunde 38

Realismus 40
Regimen Salernitanum 19
Reichsärztekammer 68
Reichsärzteordnung 68
Reizlehre 30
Rektoskop 49
Relativitätstheorie 54
Renaissance 19f.
Reststickstoffbestimmung 57
Retikuloendothel 55
Retroflexio uteri 51
Rezept 2
Rezeptarien 17
Rhesusfaktor 64, 66
Rheumatische Erkrankungen 66
Rhinologie 44f., 52
Rhinoplastik 4, 22
Rhinosklerom 44
Rhinoskopie 44
Rindenepilepsie 44
Ringerlösung 46
Röntgenstrahlen, Röntgendiagnostik, Rönt-
   gentherapie 46, 49, 50, 52, 54, 57, 59, 63f.
Röntgen-kater 58
—-reihenuntersuchung 68
Rokoko 29
Romantik, romantische Medizin 26, 28—30
Rotes Kreuz 40
Rückenmarkstumor 51
Rückfallfieber 42, 58
Ruhr s. Dysenterie

Säftelehre 4, 6, 8, 10f., 37
Säugetierei 31
Säugling 50, 60, 66f.
Saitengalvanometer 55
Salernische Medizin 18f.
Salicin 35
Salizylsäure 35, 40, 43
Salvarsan 58
Sauerstoff 29, 33
Schädeltrepanation 1, 6, 11, 13
Scharlach 60
Schenkelbruch 51
Schielen 39
Schießpulver 19
Schiffshygiene 61
Schizophrenie 61
Schlaf-krankheit 16, 28
—-mittel 43, 46
—-schwämme 19
Schlottergelenk 43
Scholastische Medizin 18f.
Schulen s. Unterricht
Schultzesche Schwingungen 44
Schußwunden 20, 22
Schutz-impfung 5, 49, 53, 67f.
—-runen 13
Schwangerschafts-diagnose 44
—-reaktion 67
—-toxikosen 60
Schwitzmittel 8, 10
Seele 7, 9, 11f., 27, 35, 58, 60
Sehnentransplantation 51
Sehpurpur 41

Seidenraupenkrankheit 37
Seitenkettentheorie 48
Sektion menschlicher Leichen 5, 9, 19f.
Sekretin 55
Sekretion, innere 27, 36, 41, 46f., 49, 55, 64
Sensibilität 29
Sepsis 12
Serologie 45, 47, 55f., 61
Serotherapie 50, 58, 60
Serumkrankheit 56
Siebbestrahlung 58
Signaturenlehre 5, 22
Simmonds'sche Krankheit 57
Sinnesphysiologie 36; s. auch Physiologie
Skabies 25
Skarifikation 1
Sklerodermie 28
Skopolamin 57, 60
Skorbut 43
Skrotalkarzinom 32
Solidarbiologie und -pathologie 11, 37
Sozialdemokratie 40, 45, 53
Soziale Hygiene und Medizin 3, 14, 34, 53,
    61, 63
Spaltlampe 61
Spasmus 26, 29
Spektralanalyse 40f.
Spermatozoon 24, 41
Spezialismus 3, 5, 34, 42, 50, 53f., 60, 66, 68;
    s. auch Stand, ärztlicher
Spiritismus 28
Spiritus 24; s. auch Pneuma
Spirochaetosis arthritica 57
Sport-arzt 61
——-hygiene 11
Sprach-heilkunde 61
——-zentrum 41
Sputumuntersuchung 43
Stand, ärztlicher 3—7, 10, 12—14, 17f., 20,
    23, 26, 34, 40, 45, 53, 61f., 68
Star, -operation 9, 11, 15, 23, 25, 34, 39
Statistik 35f.; s. auch Medizinalstatistik
Steinschnitt s. Blasensteinoperation
Stereochemie 35
Sterilisation von Instrumenten 50f.
Sthenie 30
Stickoxydul s. Lachgas
Stoffwechsel 46, 50, 55
Strahlentherapie 60, 67; s. auch Röntgen-
    therapie
Strahlenschädigung 63
Streptomycin 65
Strophanthin 58
Sünde als Krankheitsursache 30
Sublimatantisepsis 43
Substitutionstherapie 50
Suggestivbehandlung 30
Sulfonal 46
Sulfonamide 65
Sulfathiazol 65
Sympathektomie, periarterielle 66
Sympathikotonie 59
Symphyseotomie 33, 51f.
Symptomatologie 4
Syphilis 6, 14, 20f., 32, 40, 45, 48, 58

Syringomyelie 49
System, nosologisches 9, 27
Systematiker 26f.

Tabakmosaikkrankheit 63
Tabes dorsalis 31, 39
Tartarische Krankheiten 22
Technik 63
Teleologie 12
Tempelschlaf 7
Temperamentenlehre 12
Terrainkuren 49
Tertianafieber 49
Tetanus 48
Therapie 8, 14, 22, 25f., 33, 38, 43, 49—52,
    57—61, 65—67
Thermokauter 43
Thermometer, Thermometrie 23, 26, 38, 46
Theurgie 1—4, 6f., 10, 17, 30
Thiosemicarbazone 65
Thorakoplastik 59
Thorakoskopie 57
Thorakozentese 8
Thoraxchirurgie 59, 66
Thrombozyten 36
Thrypsin 41
Thymustod 49
Thyroxin 55, 63
Tiefenperson 64
Tiere, Heilhandlungen der 1
Tierversuch s. Experimentalforschung
Tollwut 49
Tonometer z. Bestimmung des Augeninnen-
    drucks 61
Toxikologie 8, 10, 16, 53; s. auch Gifte,
    Giftlehre
Transplantationschirurgie 43, 51, 59
Traumdeutung 1f., 13, 19, 29
Trepanation s. Schädeltrepanation
Trichine, Trichinose 37, 42
Trichocephalus dispar 31.
Tridosalehre 4
Trigeminusneuralgie 32, 51
Tröpfcheninfektion 48
Tropenhygiene 53, 61
Tropenkrankheiten 53
Trypanosoma gambiense 56
Trypanosomiasen 58
Tubendurchblasung 67
Tuberkulin 50, 57
Tuberkulose 24f., 31f., 38, 45, 47—51, 57f.,
    64f., 67
Tubocurarin 66
Typhus 31, 47—49, 53, 61, 65

Übermikroskop 63
Ulcus molle 52
Ultramikroskop 54
Ultravisible Krankheitserreger 48
Umwelt und Menschen 8, 22, 62f.
Unfallerkrankungen 60, 66
Universitätswesen 18—20, 25, 34, 45;
    s. auch Unterricht
Unreinheitsvorstellung 3

Unterricht, ärztlicher 4f., 7—9, 13f., 18f.,
    20, 23, 25, 27f., 40, 45
—, klinischer 26
Urin s. Harnuntersuchung
Urologie 15, 31, 51, 60
Urzeugung 30
Uterus 31
Uterus, abdominelle Totalexstirpation 44, 52
—, vaginale Totalexstirpation 44, 52, 60
—-amputation 44, 39
—-krebs 34, 57
—-krebs, Operation des 44

Vagotonie 59
Vakzination 34
Valenzlehre 35
Variola s. Pocken
Vasomotorische Krankheitsbilder 59
Verdauung 36
Vererbung 29, 41, 46f., 54f., 63
Virus 63
Vitalismus 27f., 30, 36f., 45f.
Vitamine 55, 63f., 65
Venerologie 65
Völkerbund 67
Volksärzte, Volksheilkunde, Volksmedizin
    1, 4, 11, 17f.

Wanderzellen 42
Wendung auf die Füße 22
Weilsche Krankheit 49
Weltgesundheitsorganisation 68
Weltmedizin 40
Wiederherstellungschirurgie 59
Wundbesprechung 6
Wundinfektion 42
Wurmfortsatzentzündung 39
Wurzelspitzenresektion 61

Zahl, Zahlenlehre 2, 4, 6
Zahn-heilkunde 10, 28, 32, 39, 40, 45, 53,
    55, 61f.
—-prothetik 10
Zange. geburtshilfliche 28, 33
Zauber 19
Zaubersprüche 14
Zeitschriften, medizinische 23
Zellchemie 55
Zelle, Zellenlehre 31, 34f., 37, 41, 46,
    54f.
Zellularpathologie 35
Zerebrospinalmeningitis 32
Zuckerprobe 38
Zwillingsforschung 41, 63
Zystoskop 51

721/76 59 — III/18/203